T. 106.

T. 1912.

DU GÉNIE

D'HIPPOCRATE

ET

DE SON INFLUENCE SUR L'ART DE GUERIR.

DE L'IMPRIMERIE DE J. TASTU,
RUE DE VAUGIRARD, N° 36.

DU GÉNIE

D'HIPPOCRATE

ET

DE SON INFLUENCE SUR L'ART DE GUÉRIR;

OUVRAGE

AUQUEL LA SOCIÉTÉ ROYALE ACADÉMIQUE DES SCIENCES DE PARIS
A DÉCERNÉ UNE MÉDAILLE D'ENCOURAGEMENT.

PAR

M. DES-ALLEURS FILS,

Docteur en médecine de la Faculté de Montpellier ; Médecin de la Société de Charité mater-
nelle de Rouen ; Membre de l'Académie royale des Sciences, Belles-Lettres et Arts, et
Secrétaire de la Société de Médecine et du Comité de Vaccine de la même ville ; Membre
associé de la Société royale académique des Sciences de Paris, des Sociétés royales de
Médecine de Marseille et de Nîmes ; des Sociétés linnéennes de Bordeaux, Narbonne et
Paris ; Membre correspondant de la Société d'Agriculture, Commerce et Arts de Narbonne, etc.

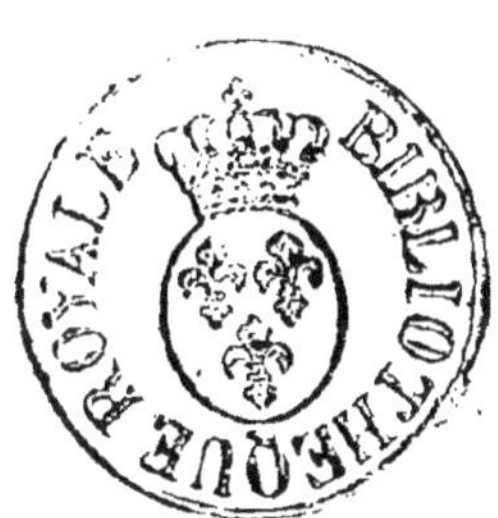

A PARIS,

CHEZ BÉCHET Jne, LIBRAIRE DE L'ACAD. ROY. DE MÉDECINE,
PLACE DE L'ÉCOLE DE MÉDECINE, Nº 4.

1824

A MON PÈRE,

M. DES-ALLEURS,

DOCTEUR EN MÉDECINE,

MÉDECIN DE LA MARINE AU PORT DE ROUEN ; MÉDECIN EN CHEF DES PRISONS ET DU COLLÉGE ROYAL DE LA MÊME VILLE ; MEMBRE HONORAIRE DE LA 7me SECTION DE LA SOCIÉTÉ LINNÉENNE DE BORDEAUX ; ASSOCIÉ DE CELLE DE PARIS, etc.

J'AI donc enfin trouvé l'occasion de te témoigner publiquement ma reconnaissance ! qu'il m'est doux de publier que tu as eu pour moi toutes les bontés du père le plus tendre ! Mais ce qu'un autre n'eût peut-être point fait, ta prévoyante tendresse l'a entrepris, et j'espère te prouver aujourd'hui, que j'en recueille les fruits, que tu n'avais pas semé dans un terrain ingrat.

Idolâtre du bel art que tu pratiques avec tant de distinction, tu m'élevais dans l'espoir de transmettre à un fils chéri le fruit de tes veilles et de tes longues études. Trop sage pour vouloir changer le naturel, trop bon pour le contraindre, trop instruit dans la connaissance du cœur humain, pour ne pas savoir la

manière de préparer mon ame à prendre insensiblement la direction que tu désirais qu'elle prît, tu
avais soin de m'inspirer l'amour de l'étude, et de
me donner, par tes discours, la plus noble idée de
la médecine.

Accoutumé à t'entendre vanter les écrits des auteurs les plus célèbres, je te voyais souvent t'enflammer en en lisant devant moi, quelques chapi-
tres, que tu choisissais exprès pour les mettre à la
portée de mon intelligence.

Le grand nom d'Hippocrate prononcé avec ce
ton du respect et de l'admiration, m'accoutumait
de bonne heure à m'en former une idée digne de
lui. Les jouissances que semblaient te procurer tes
lectures, devaient naturellement m'inspirer le désir
de me rendre capable un jour d'en goûter de semblables. Je t'entendais parler avec enthousiasme
de la médecine, et prouver que si elle est la plus
difficile des sciences, elle est aussi la plus sublime. D'accord avec tes principes, dans ta pratique,
je te voyais recueillir des témoignages d'estime et
de reconnaissance de la part des personnes qui méritaient, à juste titre, et mon respect et ma confiance. Pouvais-je résister encore ? Tes discours
m'avaient fait aimer la médecine ; tes actions m'ins-
pirèrent le désir d'être médecin. Trop heureux de
trouver auprès de mon protecteur naturel un guide
et un modèle, je manifestais, dans le lointain, le
souhait d'être initié aux mystères de l'art. Ton
ame embrassait cet espoir avec ardeur ; tu m'y

préparais de bonne heure, et tu donnais à mes premières études la direction la plus convenable à celui qui veut suivre les traces des imitateurs d'Hippocrate.

Le moment de choisir un état arriva; persuadé
que la vocation seule a le pouvoir de former des
hommes capables de marcher de pair avec leurs
obligations, tu évitas également de me donner des
conseils et des ordres.

Je fus donc entièrement libre, que dis-je! je ne
l'étais déjà plus; mon choix était fait depuis long-
temps. Je te l'annonçai : tu sus modérer la joie que
tu en ressentais, dans le premier moment, afin de
me laisser, pour réfléchir sur le parti que j'avais pris,
la même liberté que tu m'avais accordée lorsqu'il
s'agissait de le prendre.

Ce qui est l'effet d'une fantaisie est sujet au
changement; ce qui naît de la conviction ne varie
plus. Ma résolution fut donc inébranlable.

Dès ce moment tu t'imposas une tâche importante
et dont tu vins à bout, ce fut de me faire entrevoir le but auquel j'aspirais, pour me faire supporter avec moins de répugnance les moyens de l'atteindre.

Je devins médecin! tu m'avais montré les devoirs
qu'il doit remplir, tu m'avais souvent proposé pour
modèle celui qui poussa au plus haut degré toutes
les vertus médicales.

L'enthousiasme naquit chez moi de ces précieux
souvenirs; le sentiment de la reconnaissance et celui

de l'amour filial me firent prendre la plume, afin de te prouver que j'avais profité de tes leçons et que j'étais jaloux de suivre tes sages préceptes.

J'ai donc entrepris de dépeindre l'influence du génie d'Hippocrate sur l'art de guérir. J'ai pensé qu'un pareil sujet me fournirait l'occasion de rassembler dans un même cadre tous les dogmes qui servent de fondement à la médecine. Jamais sujet plus imposant ne s'offrit à la plume du médecin ; je l'entreprends avec joie, puissé-je l'achever avec quelque succès ! Si je m'élève à la hauteur qu'il exige, mon cœur te fera hommage de mon triomphe ; si je reste au-dessous j'espère du moins qu'on ne pourra méconnaître des efforts généreux pour y parvenir !

AVANT-PROPOS.

C'EST une chose digne de remarque que la singularité de l'aveuglement des hommes! Les erreurs mille fois reconnues ne les empêchent pas de retomber mille fois encore dans les mêmes erreurs. S'il ne s'agissait que du vulgaire, j'en serais peu surpris : il n'est pas forcé de mettre à profit une expérience que son ignorance ne lui permet pas d'acquérir. Mais comment se fait-il que l'homme qui peut apprécier le danger de certaines doctrines, par le récit des égaremens des savans qui l'ont précédé, se laisse encore entraîner par le même courant.

A l'époque où la médecine n'était qu'un chaos informe, Hippocrate rassembla tous les faits épars ; il en créa un corps de doctrine d'après les lois invariables que la nature suit dans sa marche, lois que son génie avait découvertes, que sa constance interpréta, et dont son jugement fit une juste application.

La doctrine d'Hippocrate, si simple, si vraie, si sublime, si facile dans son application, fut bientôt altérée. Pour la renverser tout-à-fait, des esprits ardens et téméraires, abandonnant la voie qu'il avait tracée, se jetèrent à corps perdu dans le vague des systèmes les plus absurdes (1).

Cependant quelques sectateurs d'Hippocrate restaient fidèles à ses principes ; ils surent se préserver de cette épidémie, et passèrent intacts au travers de cette contagion. Au bout de quelque temps la vérité reprit son empire naturel : Hippocrate triompha de nouveau.

Il semblerait, au premier coup-d'œil, que les funestes effets de cette malheureuse excursion hors du domaine de la vraie médecine, eût dû éclairer les hommes ; ils

_____

(1) *Vid.* plus bas, à la fin du volume, note 21.

connaissaient l'écueil ; la prudence et la raison les engageaient à l'éviter. Etrange aveuglement! de nouveaux schismes se formèrent, et pendant la durée de plusieurs siècles, des doctrines fausses, fondées sur divers principes hors de la nature, servirent de base à une foule de systèmes qui souillèrent tour à tour le monde médical. Ils obscurcirent la vérité, il est vrai, mais ils ne l'éclipsèrent jamais; ils eurent malheureusement un grand nombre de partisans. Le champ de l'erreur ne produit que de l'ivraie, a dit un sage, et c'est celui que les hommes se plaisent à cultiver.

La doctrine hippocratique, placée comme un rocher inébranlable dans la vaste arène où venaient courir tant de rivaux, résista malgré les efforts qu'on fit pour la renverser. Les novateurs, tels que des athlètes maladroits, vinrent tous se briser contre cette borne qu'ils voulaient dépasser, au lieu de s'apercevoir qu'elle devait être le but de leur course.

Tant de naufrages, tant de chutes, tant de promesses oubliées, tant d'espérances

trompées, tant de triomphes suivis de honteuses défaites, tant de grands hommes
devenus petits, et au milieu de tous ces
bouleversemens, la doctrine d'Hippocrate
toujours la même, c'est-à-dire toujours
vraie, et s'élevant au milieu de toutes ces
ruines, devait être un monument éternel,
qui pouvait préserver notre siècle des égaremens et des fausses doctrines des siècles
précédens. Il n'en a pas été ainsi, la philosophie de nos jours s'est ouvert de nouvelles
routes; tout ce qui était ancien est devenu
préjugé; l'homme a oublié les leçons de
l'expérience, et tout esprit fier et indépendant a pensé qu'il fallait secouer le joug
qu'une prétendue vérité a pu imposer aux
hommes pendant plus de deux mille ans.

On a donc tout changé, tout renversé;
on a cru être neuf et l'on n'a fait qu'imiter
les égaremens des premiers siècles; on a attaqué Hippocrate, de nos jours, avec la
même fureur que du temps de Sérapion
et de Philinus! De jeunes médecins courent dans ce labyrinthe, ils se perdent. Se-
rait-ce donc un crime de leur donner un

fil salutaire pour les en tirer? Non, sans doute, la science et l'humanité le demandent. Mais, est-ce à un jeune médecin à vouloir diriger les pas des autres, lorsqu'il a tant besoin lui-même d'un guide et d'un soutien?

J'ai dû parcourir, comme eux, ces détours tortueux; une main protectrice vint me tracer le plan de l'édifice : dès-lors je peux bien m'égarer, mais jamais me perdre! J'aperçois maintenant l'issue, et je crie à ceux qui me suivent, et qui se sont engagés avec moi dans la carrière difficile de la science, de marcher sur mes pas. Serait-il généreux de les abandonner quand je puis les sauver, ou de les laisser dans l'obscurité quand j'entrevois la lumière? Non, sans doute. Je vais donc leur confier mon secret : il est renfermé dans la doctrine d'Hippocrate : c'est à elle, c'est à son illustre auteur, que je dois mon salut, et je veux lui élever ce monument par reconnaissance. Il sera loin, sans doute, d'être digne de lui, mais il servira du moins de témoignage à ma gratitude, s'il ne peut servir de trophée à sa gloire, et dès qu'il peut être utile, il sera toujours assez beau!

Cette utilité consiste surtout dans la réunion des principes qui ont servi de base à cette doctrine si renommée depuis plus de vingt siècles. Les ouvrages d'Hippocrate sont nombreux, abstraits; ils renferment souvent des erreurs de détail qui ne font aucun tort au corps même de la doctrine. Pour pénétrer celle-ci, il faut beaucoup de persévérance, et peu de jeunes gens consentent à appliquer la leur à cet objet. Ils parlent souvent d'Hippocrate, par tradition, et prévenus par les hommes à systèmes, qui n'ont pas envie que le vieillard de Cos soit trop connu, et, par conséquent, justement apprécié, ils regardent le père de la médecine comme *un assez bon médecin pour le temps où il a vécu.* Quelques-unes de ces fautes, qui tiennent à son siècle plutôt qu'à lui, leur sont adroitement montrées, et ils jugent le tableau d'après ses ombres. Plaignons-les de ces préjugés; faisons plus, entreprenons de renverser ces derniers; c'est un but hono-

rable, et qui m'offre la double récompense
due à ceux qui savent rassembler l'agré-
ment et l'utilité. Groupons autour d'Hippocrate toutes ses découvertes, et faisons
voir, en peignant l'homme et sa doctrine,
que l'un et l'autre ont vraiment mérité les
hommages des médecins éclairés, bien
plus, la reconnaissance éternelle de la postérité!

Quelques-uns de ces jeunes esprits qu'on
fourvoie, se sentiront peut-être enflammer
à ce récit! C'est sur l'enthousiasme de leurs
cœurs généreux que les novateurs ont fondé
l'espoir de leurs funestes révolutions; pourquoi n'exciterions-nous pas aussi cet enthousiasme? La vérité serait-elle moins
puissante que l'erreur? doit-elle reculer en
sa présence? Jamais! proclamons-la donc
sans crainte, et esquissons ce grand tableau. Si je ne puis lui donner ce coloris
brillant qui éblouit et séduit le vulgaire,
tâchons du moins d'y faire reconnaître les
traits du grand homme que je veux
peindre.

Je finirai, en priant le lecteur de ne pas

me faire un crime de mes nombreuses digressions oratoires ; c'est un éloge que j'entreprends, et si cet éloge est du domaine des sciences par son objet, il l'est en même temps des lettres par sa forme.

—————

DE L'INFLUENCE

DU GÉNIE D'HIPPOCRATE

SUR

L'ART DE GUÉRIR.

La nature a mis dans la mesure des facultés morales qu'elle distribue aux divers individus une inégalité remarquable : prodigue envers les uns, avare pour les autres, si elle ne refuse pas entièrement les faveurs de l'esprit à la plupart des hommes, elle divise tellement entre eux ses différens dons, que l'un se fait distinguer par la rectitude de son jugement, tandis que l'autre brille par la vivacité de ses idées. L'un est poëte, l'autre est orateur; celui-ci est né pour les arts, celui-là pour les lettres, et les hommes, suivant la libéralité plus ou moins grande de la nature, ont qualifié ces répartitions variées des qualités mentales des noms de *jugement*, *imagination*, *esprit*, *génie*, etc.

Mais, par une compensation dont on croit avoir droit, mais dont on a peut-être tort de se plaindre, la nature fait quelquefois une exception en faveur de quelques êtres privilégiés, et se plaît à accumuler sur eux les qualités qu'elle refuse à tant d'autres. Par une exception plus rare encore, elle accorde quelquefois au même individu toutes ces qualités réunies, et épuise alors sur ce favori tous ses bienfaits.

Nous allons contempler ici un de ces phénomènes qui ont mérité l'admiration des hommes, par la réunion de tous les avantages de l'esprit, et la reconnaissance de tous les siècles, par l'usage qu'ils ont fait de leurs prodigieux moyens.

Mais il arrive souvent que l'esprit ne s'enrichit qu'aux dépens du cœur; l'admiration et le mépris, par une monstrueuse alliance, peuvent faire du même être la gloire et l'opprobre de l'humanité. Cette funeste prérogative n'a été que trop commune, sur-tout dans le dernier siècle; le sage ne savait s'il devait plutôt féliciter ces hommes de l'excellence de leurs talens, que les plaindre de l'absence de toutes les vertus. Réflexion pénible, qui prouve que l'homme n'est pas digne d'être parfait!

Cependant, dans ces siècles reculés qui furent si fertiles en esprits d'un ordre supérieur, un homme s'est trouvé d'un génie également propre à l'étude des sciences et des lettres, également susceptible de pénétrer les profondeurs de la morale, et d'apprécier les délicatesses de l'éloquence; pour tout dire en un mot, capable de sentir Homère, et de commenter Lycurgue.

Mais ce n'était point assez d'étonner les hommes par son génie, de les entraîner par sa mâle éloquence, il fallait encore qu'il les subjuguât par l'ascendant invincible de toutes les vertus publiques et privées. Il fallait que le plus grand des hommes en fût aussi le meilleur, afin que la nature pût dire qu'elle avait produit, au moins une fois, un être qui avait atteint à cette perfection, à laquelle l'homme a seulement droit d'aspirer.

Hippocrate fut cet être surnaturel. La jalousie lui a rendu justice; la calomnie l'a attaqué; la médisance ne cita jamais son nom sans repentir. Il a triomphé des passions des hommes, des erreurs des philosophes, de la succession des siècles. Il a vaincu à la fois et la haine et le temps; c'est la preuve qu'il fut et le plus grand et le plus vertueux des mortels.

Conquérant de la science médicale, il en devint le souverain légitime, et il ne sera jamais dépossédé. Il est le guide des savans et l'oracle de la vérité; les triomphes qu'il obtint, sont encore, après plus de deux mille ans, le gage de ceux que l'on peut obtenir, et, suivant la belle expression de Barthélemy : *Il a la gloire d'avoir été l'homme le plus utile à l'humanité ; et, aux yeux des sages, les noms des plus grands conquérans s'abaisseront devant celui d'Hippocrate!*

C'est le panégyrique de ce grand homme que j'entreprends aujourd'hui.

Semblable à ce soldat qui, connaissant le danger, mais résolu de le braver, se jette en désespéré au milieu des bataillons ennemis, je me précipite en aveugle dans mon sujet. Déterminé à accomplir mon projet, je n'ose contempler la hardiesse de mon entreprise, dans la crainte d'en être effrayé.

Oui, Messieurs, je poursuis avec confiance: le nom d'Hippocrate me sera une sûre égide ; votre indulgence me soutiendra; si je ne puis exprimer dignement tout ce que je sens, vous sentirez, je l'espère, tout ce que je voudrais exprimer. Je m'abandonne à mon sujet, et ma voix, en prononçant le nom d'Hippocrate, prendra peut-être quelquefois un accent digne de lui.

J'aurais voulu dessiner à grands traits les résultats des recherches de ce grand homme ; j'aurais voulu extraire l'essence de ses travaux, car une froide analyse s'allierait mal avec le ton de l'éloge! Un tableau rapide de ce qu'il a trouvé lorsqu'il parut, de ce qu'il créa depuis par les seules forces de son génie, mettra plus exactement sous vos yeux l'image des services qu'il a rendus à la science et aux hommes. Nous suivrons ses progrès depuis son enfance jusqu'à cette époque où il mit le comble à sa gloire par la publication de sa doctrine, et par les succès de sa pratique. Les faits parleront mieux que des commentaires, et nous jugerons plus sûrement ce qu'il fit en voyant ce qu'il avait à faire, car les résultats acquièrent souvent une nouvelle importance de l'exiguïté même des moyens, et l'on apprécie mieux les efforts et la gloire de l'athlète, en le suivant dans la carrière, qu'en l'attendant auprès du but.

Après vous avoir mis à même de mesurer l'étendue et de reconnaître l'universalité du génie d'Hippocrate, j'essaierai de vous décrire ses vertus. Si j'ai besoin de tout l'effet des plus brillantes couleurs, pour faire ressortir l'éclat de son imagination et les ressources de son esprit, il me faut aussi les plus douces et les plus suaves, pour peindre à vos yeux la bonté de son ame et la sensibilité de son cœur.

Comment ne pas m'extasier sur la beauté

du sujet qui se déroule devant moi. Après
m'être élevé dans ces régions supérieures
où planent les génies, je puis errer dans ces
lieux de délices où règnent les hommes vertueux. L'éloquence majestueuse et l'éloquence
persuasive m'offrent tour à tour leur langage,
et les circonstances glorieuses d'une aussi belle
vie, peuvent fournir successivement, des
éclairs à la véhémence de Démosthènes, et
des fleurs à la gracieuse harmonie d'Isocrate.
Les sentimens d'admiration exaltent; mais ils
ne peuvent se soutenir long-temps à la même
hauteur; ceux de sensibilité ne s'éteignent pas;
le sublime enlève, le doux entraîne; c'est que,
pour le bien de l'humanité, notre esprit s'é-
puise plus vite que notre ame. Cicéron, ton-
nant contre Catilina, vous fait éprouver de
nobles émotions. On frémit d'indignation, on
tremble de terreur, on s'enflamme aux accens
de la gloire et de la patrie; on peut tout entreprendre et tout exécuter; le génie de l'orateur
vous a subjugué, il faut le suivre; on s'élève
avec lui dans les cieux; mais en redescendant
sur la terre, l'esprit se ressent de l'audace de
son essor. En parcourant au contraire ses dé-
licieuses Tusculanes, les charmes de l'éloquence
la plus ravissante entourent votre ame, la pé-
nètrent, l'inondent; et lorsque vous avez fini

de lire le livre précieux, une douce rêverie,
s'emparant de vos sens, ajoute de nouveaux
charmes à la tendre émotion que vous éprou-
vez, et vous sentez, à la palpitation de votre
cœur, que l'auteur vient de parler son langage.

PREMIÈRE PARTIE.

Révolutions dans les sciences. 900. a. a. J.-C.
Poésies d'Homère.

Après avoir séjourné plusieurs siècles chez les Chaldéens et chez les Égyptiens, les sciences, les lettres et les arts, par une de ces révolutions qui changent insensiblement la face des États, et successivement celle de l'univers, étaient passées dans la Grèce (1), qui devint bientôt leur véritable patrie ; tous les genres de gloire furent épuisés par les Grecs. Marathon (2), les Thermopyles (3) et Salamine (4), avaient porté leur gloire militaire, sur terre et sur mer, au plus haut degré de splendeur, et réalisé, pour ainsi dire les merveilles attribuées aux demi-dieux. Homère (5) avait vécu,

---

(1) 1970 a. J.-C. Fréret. Def. de la Chron. p. 278. Pausan. lib. 8 , etc.

(2) 490 a. J.-C. gagnée par Miltiade.

(3) 480 a. J.-C. Hérod. lib. 7, cap. 175 à 217. Plut. Lacon. Apopht. p. 225.

(4) 480 a. J.-C. Hérod. lib. 7, 8, etc. Plut. in Themist. p. 118. Paus. lib. 1, cap. 36.

(5) 900 a. J.-C. Hérod. lib 4, cap. 32. Pausan. lib. 9, cap. 9.

et l'Iliade chantée dans les fêtes publiques (6), après avoir été conservée intacte par les soins des États (7), était un de ces phénomènes littéraires qui, faits sans règles et sans modèle, doivent servir eux-mêmes de règle et de modèle à quiconque voudra les imiter, et marquer la place la plus élevée à laquelle l'esprit humain puisse parvenir.

La tragédie est créée.

Dans un genre plus séduisant encore, et qu'ils inventèrent et perfectionnèrent tout à la fois, Eschyle (8) et Sophocle (9) faisaient frémir les peuples au récit des malheurs des familles de Priam (10), d'Agamemnon (11) ou d'OEdipe (12), et arrachaient aux Athéniens, rassemblés pour les juger, tantôt des

---

(6) Plat. in Hipparc. tom 2, p. 228. Ælian. Variar. hist. lib. 8. Lycur. in Leocr. p. 161.

(7) Cic. de orat. lib. 3, cap. 34. Pausan. lib. 7, cap. 28. Meurs. in Pisist. cap. 9 et 12.

(8) 515 a. J.-C. Philost. vit. Apollon. lib. 6, cap. 11. Suid. Plut. Sympos. lib. 1, t. 2.

(9) 497 a. J.-.C Marm. Oxon. epoch. 57. Corsim. Fast. att. t. 2, pag. 49.

(10) Æschyl. in Agamemn.

(11) Plut. in Cimon. tom. 1.

(12) Cicero. de Senectute.

frémissemens de terreur, tantôt des larmes d'attendrissement, et toujours des transports d'admiration!

Poëtes divers. — Architectes, peintres et sculpteurs.

Pindare (13) avait célébré les dieux dans des chants (14) dignés de l'Olympe; Anacréon(15) avait parlé le langage des grâces et de la volupté; Phidias (16), Polyctète (17), Euphranor (18), Parrhasius (19), Ménésicle (20), Xénocle (21), Jetinus (22) avaient couvert le territoire de chefs-d'œuvre qui attestaient les prodiges de l'art; l'architecture fournissait des asiles à la peinture et à la sculpture; c'est

(13) 517 a. J.-C.

(14) Suid. Fabric. bibli. græc. tom. 1, p. 550. Mem. de l'académ. des belles lettres, t. 13, p. 223.

(15) 532 a. J.-C. Herod. lib. 3, cap. 121. Ælian. loc. cit. lib 9, cap 4.

(16) Barthel. Voy. du jeune Anacharsis, t. 1, pag. 193.

(17) Plat. in Hippocr. maj. t. 3, p. 282.

(18) Plin. lib. 35, cap. 11, p. 703.

(19) Barthel. loc. cit. t. 1, p. 237. Quintilien, lib. 12, chap. 10. Plin., lib. 35, chap. 9.

(20) Barthel. ibid.

(21) Id. ibid.

(22) Id. , tom. 4, p. 200 et 201.

ainsi que le superbe temple de Minerve, bâti par Jetinus, renfermait l'image de la déesse sculptée par Phidias, de sorte que le plus beau des temples consacrés à la divinité protectrice d'Athènes, contenait la statue qui la représentait le plus dignement (23).

Mœurs des Grecs.

Ce n'était pas assez de cette gloire éclatante, la Grèce était destinée aussi à la montrer dans tous ses extrêmes; ainsi, la simplicité spartiate (24) contrastait avec le luxe athénien; les mœurs rigides et les vertus sauvages de ce peuple fier et indomptable, surprenaient le commun des hommes et méritaient son estime, tandis que l'urbanité des Athéniens attirait dans leur ville les étrangers de tous les pays, qui trouvaient à y satisfaire également leur goût pour les charmes de la littérature, leur enthousiasme pour les chefs-d'œuvre de l'art, et leur penchant pour les délices du luxe et pour les plaisirs du théâtre.

Avec des mœurs et des inclinations si op-

----

(23) Barthel. ibid.

(24) Plut. in Solon., t. 1, p. 90. Barthel. loc. cit. t. 1, pag. 95.

posées, ces deux peuples eurent le bonheur de rencontrer des législateurs qui surent leur imposer des lois convenables à leurs positions diverses.

Lycurgue et sa législation.

Le législateur de Lacédémone, Lycurgue (25), dans le cours de sa vie, rassemble toutes les vertus qui commandent l'admiration et le respect. Il commence par garder à son neveu, que sa mère portait encore dans son sein (26), le trône de Lacédémone que sa belle-sœur lui offre avec sa main; devenu suspect, il voyage en Crète (27) et en Asie; il réunit ces matériaux avec lesquels il doit construire son Code immortel. Pour adoucir les mœurs de ses compatriotes, il leur envoie le poëte Thalès (28); frappé des beautés d'Homère, il réunit avec soin toutes les œuvres de ce grand homme, et les conserve intactes à la Grèce et à la postérité (29) : service incalculable, qui suffirait pour immortaliser son goût et son génie, si son caractère et de plus grands

---

(25) 926 J.-.C c.

(26) Barthel., ibid., tom. 4, p. 83.

(27) Id., ibid., tom. 4, p. 84.

(28) Id., ibid.

(29) Id., ibid.

bienfaits prodigués à sa patrie, ne méritaient un autre genre d'admiration !

Rentré dans son pays, il songe à lui donner des lois (30). Loin de se croire infaillible, il s'aide des conseils de ses amis, c'est-à-dire des premiers et des meilleurs citoyens : sa modération et ses vertus lui gagnent la confiance de ses compatriotes, il publie le recueil de ses lois. Pour le rendre plus sacré et plus inviolable, il le met sous la sauve-garde des dieux (31); mais connaissant la légèreté des peuples, il fait jurer aux Lacédémoniens (32) de les observer jusqu'à son retour. Alors, par un de ces dévouemens sublimes qui mettent une semblable mort au-dessus de la plus belle vie, il se condamne à mourir de faim (33), et consolide par son trépas cette prospérité à l'établissement de laquelle il avait consacré toute sa vie.

Solon et son code.

Deux siècles après (34), Athènes vit dans son sein un de ces hommes que l'on a rangés

---

(30) Barthel., ibid., p. 85.

(31) Id., ibid., p. 87.

(32) Id., ibid.

(33) 841 a. J.-C. Barthel. loc. cit., t. 4, p. 87.

(34) 638 a. J.-C. Id., ibid., t. 1, p. 66.

parmi les sages. Sorti d'une famille illustre mais pauvre, il se livra d'abord au commerce (35) et acquit des biens considérables, qui le mirent à même de voyager chez les différens peuples alors célèbres (36). Lycurgue avait senti le mérite d'Homère, Solon fit plus; il chercha à l'imiter, il fut poëte (37); et c'est une chose digne de remarque, que les deux hommes qui, par leur instruction profonde et leur sagesse consommée, furent dignes d'être les législateurs des deux premiers peuples de la terre, à cette époque, furent également sensibles aux charmes de la poésie. Leur belle ame, qui s'occupait de l'harmonie entre les humains, ne put être insensible à celle de la poésie, qui a tant de pouvoir sur les grandes réunions d'hommes. Solon publia ses lois (38); on pouvait peut-être en faire de meilleures, comme il le dit lui-même, mais non de plus convenables aux Athéniens (39). Il crut devoir s'absenter ensuite ; à son retour,

---

(35) Plut. in Solon., p. 85.

(36) Id., ibid., p. 79.

(37) Barthel. loc. cit. , tom. 1 , p, 68.

(38) 594 a. J.-C. Plut. in Solon, p 85.

(39) Plut. ibid. Barthel. loc. cit., tom. 1 , pag. 68 à 90.

il trouva sa patrie asservie par Pisistrate (40); mais le tyran lui-même, soit conviction, soit crainte d'offenser le grand homme et le peuple, suivait ces lois avec une attention scrupuleuse (41); et il en garantit ainsi, par son exemple, la stricte exécution. Solon consacra ses dernières années aux Muses(42), et mourut, les uns disent à Athènes, les autres dans l'île de Chypre, au milieu de ses amis, et au sein des lettres et des arts qu'il avait toujours chéris (43). Lequel fut le plus grand, de lui ou de Lycurgue? C'est ce dernier, sans contredit. Solon fut peut-être le plus sage ; tous deux servirent bien leur patrie; mais Lycurgue mourut pour la sienne : c'est que l'un était Athénien, et l'autre Spartiate.

Naissance de la Philosophie.

C'est à cette même époque que la philosophie commença de jeter les fondemens de l'édifice qu'elle orna bientôt de manière à fixer tous les yeux (44).

---

(40) 560 a. J.-C. Hérod., lib. 5, cap. 65. Plut. in Solon., Cicer. in Brut., cap 7.

(41) Plut. in Solon., p. 98. Just., lib. 2, cap. 8.

(42) Laert. in Solon., par. 49.

(43) 559 a. J.-C.

(44) 640 a. J.-C.

Son histoire et ses progrès dans les premiers temps.

Thalès (45), de Milet, fut le fondateur de cette science qui a pour objet l'étude du cœur humain, et pour but de le conduire au bien : étude sublime, que l'on a décorée du beau nom de philosophie! Il établit une école qui prit le titre d'*école d'Ionie* (46). Anaximande et Anaximène (47), ses disciples, étendirent sa doctrine. Anaxagore (48) fut le premier qui enseigna la philosophie à Athènes. Mais, avant lui, Samos (49) avait donné le jour à un des plus célèbres et des plus vastes génies de l'univers, à Pythagore. Il se forma sous Thalès (50), parcourut l'Égypte et d'autres contrées ; à son retour, voyant sa patrie gémir sous le joug du tyran Polycrate (51), il va s'établir à Crotone en Italie (52), y fonde une école si fameuse depuis, et fait une révo-

---

(45) Plat., t. 1. Barthel., t. 1, p. 67.
(46) Id. ibib.
(47) 610. a. J.-C. Barthel. loc. cit. , t. 3, p. 99.
(48) 500 J.-C. c.
(49) 600 a. J.-C.
(50) Barthel. loc. cit. , t. 3 , p. 99.
(51) Id. ibid.
(52) Id. ibid.

lution dans les mœurs et dans les idées des peuples. Il avait établi les lois de l'harmonie universelle sur la puissance des nombres (53); ses disciples avaient une telle vénération pour lui , qu'ils le regardaient comme un dieu. Leur exactitude, dans l'observation d'une foule de pratiques qu'il leur avait imposées , prouve leur obéissance aveugle et leur confiance inébranlable en leur maître. Tant de talens et de vertus lui valurent des persécutions pendant sa vie; à sa mort, il fut mis au rang des dieux (54).

Socrate.

Il était réservé à la ville d'Athènes, si fertile en grands hommes , de voir naître , dans ses murs , le plus illustre des philosophes (55). Ce fut au milieu d'un peuple de fous que naquit le plus sage des mortels. Sa philosophie , toute pratique, tendait à la perfectibilité sociale de l'homme (56). La connaissance de ses devoirs était la seule nécessaire selon lui (57).

______

(53) Barthel. ibid., t. 3, p. 116.

(54) Id. ibid.

(55) 469 a. J.-C.

(56) Xenoph. memor., lib. 1 , p. 270. Diog. Laërt. , lib. 2, p. 21.

(57) Xenoph. Cyrop., lib. 8 , p. 237. Barthel. loc. cit., t. 5, p. 288.

Il avait pour but la vertu ; le guide qu'il suivait pour y parvenir était la vérité (58).

Sa doctrine.

Loin d'étaler avec emphase sa doctrine dans des maximes pompeuses ou dans des livres obscurs, il n'écrivit rien ; il se borna à donner toutes ses leçons de vive voix (59). Sa vie servait d'exemple aux dogmes qu'il développait, dans des conversations amicales, avec une abondance et une facilité qui étaient le fruit de l'éloquence la plus douce et la plus persuasive (60).

Dans ces temps d'erreur et de superstition, son ame noble avait conçu la plus sublime idée de la divinité ; sa conduite répondit toujours à la pureté et à l'élévation de ses principes (61).

Son procès, sa condamnation et sa mort.

Cependant, celui qui devait être le plus respecté de ses concitoyens, puisqu'il en était le plus respectable, fut accusé et condamné

---

(58) Xenoph. Memor., lib. 4, p. 802.
(59) Plut. au Seni, etc., t. 2, p. 796
(60) Diog. Laërt., lib. 2, p. 34.
(61) Eudw. Syst. intellect., cap. 4, par. 23. Bruck. Hist. phil., t. 1.

par eux à périr par le poison (62). C'est dans cet instant funeste et solennel, qui est si souvent l'écueil des faux sages, qu'il montra sur quels fondemens reposait sa sagesse. Sa mort fut celle du juste, rien ne put le troubler ni l'émouvoir ; il fut ferme sans efforts, calme sans contrainte, grand sans ostentation. Enfin l'on peut dire que s'il fût mort tranquillement dans son lit, au milieu de ses disciples, la postérité se fût contentée d'admirer ses principes ; mais, en le voyant en faire sur lui-même une si sublime application, elle est forcée de lui accorder son respect et ses hommages. On n'ose donc le plaindre de cette fin funeste ; car s'il eût terminé ses jours naturellement, une aussi belle mort aurait manqué à une aussi belle vie (63).

Parlerais-je maintenant des autres philosophés? Mais aucun ne s'éleva jamais à la sublimité des idées de Socrate, et la science de la sagesse ne fut plus désormais susceptible de nouveaux progrès.

Tableau de la Grèce à la naissance d'Hippocrate.

On peut, en deux mots, résumer la position

---

(62) 399 a. J.-C.
(63) Plat. in Phœdon., t. 1. Xenoph. Memor. lib. 4.

de la Grèce à l'époque qui va nous occuper. Elle avait vaincu les Barbares et prouvé que la valeur peut triompher du nombre et de tous les obstacles. Les plus illustres généraux l'avaient rendue victorieuse, les plus sages législateurs lui avaient donné des lois, les plus grands poëtes avaient illustré sa littérature, les philosophes les plus profonds et les historiens les plus savans, poli ses mœurs et écrit son histoire. Enfin, les artistes les plus célèbres l'avaient couverte de merveilles. Un nouveau siècle de gloire s'apprêtait pour elle ; Périclès (64) venait de paraître ; Pindare (65), Cimon (66) et Thémistocle (67) n'étaient plus ; mais Hérodote (68) devait bientôt lire son histoire aux jeux olympiques, Euripide(69) remporter son premier prix, Socrate (70) briller par sa sagesse et Alcibiade (71) par ses victoires. Tout respirait la grandeur ; des triomphes dans tous les genres se préparaient,

---

(64) 444 a. J.-C.
(65) 452 a. J.-C.
(66) 449 a. J.-C.
(67) Id. à 65 ans.
(68) 444 a. J.-C.
(69) 442 a. J.-C.
(70) de 460 à 399 a. J.-C.
(71) 416 a. J.-C.

et la Grèce, peuplée d'hommes supérieurs, semblait destinée à tout entreprendre et à tout exécuter.

De la médecine.

Ce n'était pas encore assez d'exceller dans toutes les sciences connues, il était réservé à la Grèce de créer la plus sublime et la plus utile de toutes, et de la porter de suite à un point qui devait presque confondre son origine avec sa perfection; je veux parler de la médecine (72).

Elle est livrée aux prêtres et aux philosophes.

Livrée, jusque-là, à l'empirisme le plus aveugle, cultivée sans méthode et sans principes, par les prêtres (73), elle était tombée entre les mains des philosophes (74) qui jugeaient mal de son importance, ou du moins de ses ressources, et elle était reléguée dans la philosophie d'alors comme les mathématiques dans celle du dix-septième siècle.

Son essence à cette époque.

Sans règles et sans appui, elle ne consistait qu'en un amas de formules bizarres, ri-

---

(72) 460 a. J.-C.
(73) Barthel, loc. cit., t. 6, p. 174 et suiv.
(74) Galen. Meth. med., lib. 1, t. 4, p. 35.

dicules, trop souvent nuisibles ; en un mot ce bel art, qui apprend à sauver les hommes, était dans sa première enfance lorsque tous les autres étaient déjà parvenus à un certain degré de splendeur (75).

Naissance d'Hippocrate.

Rien ne faisait donc soupçonner l'essor que la médecine allait prendre ; nul ne prévoyait qu'elle dût s'élever sitôt au rang et à la dignité des sciences ; il semblait déraisonnable de penser que la plus négligée et la plus arriérée de toutes, allait en devenir tout-à-coup la plus sublime et la plus avancée. Une révolution aussi prompte, aussi heureuse et aussi imprévue devait être l'ouvrage d'un seul homme ; il parut enfin : Hippocrate (76) naquit à Cos, le sort de la médecine fut aussitôt décidé, et la première année de la quatre-vingtième (77) olympiade donna aux médecins un prince, à la Grèce un grand homme, et à l'humanité un ami ainsi qu'un bienfaiteur.

---

(75) Vid. l'exorde du discours et les notes.
(76) 460 a. J.-C.
(77) Soran. vit. Hipp. — Corsin. Fast. att., t. 3, p. 199.

Sa famille.

Il apporta, en naissant, un génie médical
que sa position devait naturellement développer. Héraclide (78), son père, était médecin
lui-même, et le dix-septième descendant d'Es-
culape(79). Il était membre, par conséquent,
de la famille des Asclépiades ; l'art de guérir,
comme une espèce de sacerdoce, se transmet-
tait de père en fils aux membres de cette famille. Hippocrate put donc sucer, pour ainsi
dire, avec le lait, les premiers principes de
cet art qu'il devait tant illustrer. Avantage
immense, et qui contribua sans doute à développer de bonne heure les précieuses qualités
qu'il avait reçues de la nature.

Tableau de ce qu'il avait à faire.

Pour bien reconnaître toute l'étendue de son
génie, il faut être à même d'apprécier ce qu'il
avait à faire ; et pour juger à quelle hauteur
il est parvenu, il faut examiner le point d'où
il est parti. Nous le suivrons donc dans sa glorieuse carrière ; mais, auparavant, traçons
l'histoire de la science , et rappelons l'état où
elle se trouvait à la naissance d'Hippocrate.

---

(78) Soran. ibib.
(79) Plat. in Phœdr., t. 3, p. 270.

Nous la verrons se former et croître rapidement avec son créateur ; d'abord débile et incertaine , il va lui prêter un appui inébranlable, et lui mettre en main ce fil qui doit la guider dans le dédale immense des lois physiques de l'économie humaine. Bientôt nous la verrons s'élever , et l'arbre de vie , transplanté d'un terrain ingrat dans un sol profond et fertile , donner ces fruits salutaires qui doivent guérir ou soulager l'humanité souffrante. Hâtons-nous donc de parcourir les temps antérieurs à Hippocrate , car nous marchons d'abord sur une terre aride et raboteuse, mais qui s'aplanira bientôt devant nous , pour nous présenter des chemins droits et faciles , bordés de tous côtés et de fruits et de fleurs.

Origine et progrès de la médecine.

Les Égyptiens , qui cultivèrent d'abord les sciences, n'avaient aucune notion positive de médecine (80). Ils avaient adopté un usage, que les Grecs imitèrent depuis pendant un grand nombre d'années , c'était de transporter leurs malades dans les carrefours et dans les places publiques, afin que les passans indiquassent les moyens à employer , s'ils avaient vu , par

____

(80) Diodor., lib. 1. Leclerc, Hist. de la médec., cap. 6, p. 14.

hasard, des malades dans une semblable position. L'époque où l'on commence à voir les
premiers rudimens de la médecine, est la
guerre de Troie (81). Machaon et Podalire,
enfans d'Esculape, étaient guerriers et médecins, si l'on s'en rapporte aux poëmes d'Homère (82) ; c'est-à-dire qu'ils avaient quelques notions de chirurgie, qu'ils appliquaient
à la guérison des plaies et des blessures. Les
rois (83) eux-mêmes, à cette époque, ne dé-
daignaient pas l'art de panser les plaies. Dans
ces temps héroïques où les hommes vivaient
dans un état de guerre presque perpétuelle, les
fréquens besoins qu'ils avaient des secours de
la chirurgie devaient naturellement mettre en
honneur ceux qui les leur prodiguaient. Le tem-
pérament robuste, l'éducation, le régime que
l'on suivait dans les temps antiques, mettaient
les héros de cette époque à l'abri d'un grand
nombre de maladies. Le besoin de la médecine
était donc moins sensible alors qu'il ne le devint plus tard, quand le changement de vie,
le luxe et tous les vices eurent dégradé l'hu-

---

(81) 1280 a. J.-C.

(82) Homère, Iliad. Pausan. in Lacon. — Q. Cala-
ber, lib. 6 et 7.

(83) Homère, Iliad. et Odyss. Leclerc. loc. cit.,
chap. 19, 20, 21.

manité, en lui imposant une foule de maux et d'infirmités inconnus jusqu'alors.

Les progrès de la civilisation rendent la médecine nécessaire.—Oracles.—Inscriptions dans les temples.— Asclépiades.

Depuis la guerre de Troie jusqu'à celle du Péloponèse (84), c'est-à-dire pendant le cours de huit siècles environ, Pline fait observer que l'on n'a aucun écrit qui constate l'état de la médecine (85). Les malades avaient tourné leur confiance vers les oracles (86) ; ils consultaient surtout celui d'Esculape à Épidaure (87), dont les prêtres interprétaient le sens ; ils avaient bien soin de faire toujours de ces réponses ambiguës qui devaient sauver l'infaillibilité du dieu. Quelques malades, soit par les moyens qu'on leur indiqua, soit par les seules forces de la nature, durent obtenir leur guérison ; ils ne manquaient pas alors d'en attribuer le mérite à Esculape, et leur reconnaissance leur fit suspendre dans son temple un grand nombre d'*ex voto* (88). C'é-

---

(84) 743 J.-C.
(85) Plin., lib. 26, cap. 2.
(86) Strab., lib. 8, p. 374.
(87) Clem. Alex. Strom., lib. 5, p. 652.
(88) Leclerc, loc. cit., chap. 5, 6, 7.

taient de petites plaques de bronze sur lesquelles ils gravaient l'histoire de leur maladie, la réponse de l'oracle, l'effet des remèdes, et enfin l'expression de leur gratitude. Ces inscriptions formèrent long-temps le seul code médical qui existât. La famille des Asclépiades recueillit ces faits, et conserva pendant un grand nombre d'années le monopole de la médecine. Leur doctrine, transmise de père en fils, servit de base à l'édifice qu'un de leurs descendans devait élever avec autant de solidité que de magnificence (89).

Ils se divisent et forment trois écoles. — École de Rhodes.

Cependant les membres de cette famille se divisèrent, et formèrent trois écoles : la première était établie à Cos, c'est celle qui fut le berceau d'Hippocrate ; la seconde à Gnide, et la troisième à Rhodes. Je les range par ordre de célébrité, et je suis en cela de l'opinion de Gallien qui va même jusqu'à négliger tout-à-fait la dernière dans ses écrits, parce qu'elle ne se distingua jamais. La branche des Asclépiades, qui l'avait fondée, s'étant éteinte,

---

(89) Strab., lib. 14, p. 657, Barthel. loc. cit., tom. 6, p. 174.

elle fut détruite, et n'a jamais été relevée depuis (90).

École de Gnide.

L'école de Gnide (91) eut le mérite de donner des descriptions de maladies assez exactes, mais Hippocrate fait remarquer qu'ils mentionnaient, avec beaucoup de soin, tout ce qu'un homme étranger à l'art peut observer sans peine, et qu'ils négligeaient précisément ce qu'il importe au médecin de savoir. Du reste, ils pratiquaient la médecine empiriquement, comme le prouve le recueil des sentences gnidiennes, attribué à Eury-phon; ou bien ils se permettaient de fonder le traitement sur un vain raisonnement, qui n'était guère propre à leur faire faire des progrès, comme le prouve l'exemple que je vais rapporter. Ils avaient remarqué que les maladies de poitrine se terminent souvent par l'expectoration, ils cherchaient donc à la déterminer en pareil cas, en faisant tirer la langue au malade, de manière à lui intro-duire dans la trachée artère quelques gouttes d'un liquide quelconque, qui, excitant une toux violente, provoquait par suite l'expec-

---

(90) Leclerc, loc. cit., cap. 1 à cap. 33. — Galen. meth. méd., lib. 1.

(91) Hipp. de ratione victûs in acutis., lib. 1.

toration (92). Il est difficile de pousser plus loin le ridicule et l'absurde ; si nous rappelons de pareils faits, c'est qu'il n'est pas inutile de connaître les sources dans lesquelles Hippocrate pouvait puiser.

École de Cos.

L'école de Cos ne brillait peut-être pas plus que celle de Gnide par le raisonnement ; elle portait des pronostics, sans s'embarrasser de leur donner l'observation pour base (93). Le principal mérite qu'elle communiquait aux élèves qui sortaient de son sein, était une sorte de teinture d'anatomie. Le respect que l'on avait pour les restes des hommes, ne permettait pas, à cette époque, de pousser bien loin les recherches dans cette branche importante de l'art, et réduits à juger de la construction de nos parties, par la seule analogie avec celles des animaux, les médecins devaient commettre de graves erreurs. Hippocrate fit dans cette partie même des découvertes qui nous mettent à même d'apprécier l'étendue du génie d'un homme qui pouvait concevoir tant de choses en en voyant si peu.

(92) Galen. Méth. méd. — Leclerc, loc. cit., liv. 1, chap. 2.

(93) Id., ibid.

Physiologie.

Vers la trente-cinquième olympiade , Thalès avait introduit quelques raisonnemens dans la physique et donné les premiers rudimens de la physiologie.

Phérécyde de Scyros (94), qui vint à peu près à la même époque , peut passer aussi pour médecin , puisqu'il écrivit un livre sur la diète, et que ce livre a depuis été attribué à Hippo-crate.

Toxaris (95) , natif de Scythie , fut aussi rangé parmi les physiciens ; c'est ainsi qu'on appelait alors les médecins.

École de Crotone. — Empédocle donne quelques développemens à la médecine , suivant la doctrine de Pythagore son maître.

Pythagore qui vécut vers la soixantième olympiade , fut aussi un philosophe–médecin ; et c'est lui, s'il faut en croire le témoignage de Celse (96), qui commença à donner à l'étude de la médecine , proprement dite , une

---

(94) Galen. in Aphor., comment. 6.
(95) Toxaris de Scythie.
(96) 6oo a. J.-C. Diog. Laërt. — Galen. — Hist. phil.

importance toute particulière. Il fut le fondateur de l'école d'Italie (97); on y étudiait plutôt la théorie que la pratique; cependant Empédocle (98), qui sortait de cette école, semblerait, d'après quelques cures qu'on lui attribue, avoir fait l'application de cette théorie
au traitement des malades. Il se rendit également célèbre par sa physiologie de la génération; ce fut lui qui, le premier, plaça le siége
des passions dans le cerveau. Il attribuait les
maladies aux génies et aux démons ; les
préceptes qu'il donne sur les propriétés de
quelques plantes, l'importance qu'il accorde
surtout au chou, prouvent qu'il était pénétré
de la doctrine mystérieuse de son maître (99).
Il serait pourtant injuste de taire qu'il eut le
premier l'idée de donner quelques leçons sur
la manière de conserver la santé (100). Nous
jugerons bientôt jusqu'où cet art fut porté par
Hippocrate. Enfin, le premier encore, il pro-
pagea, d'après les idées des Chaldéens, la doctrine des années climatériques (101).

---

(97) Hist. phil.
(98) Leclerc, loc. cit., t. 6, liv. 2, chap. 4.
(99) Plin. et Gal. in aphor. comment. 1.
(100) Id. ibid.
(101) Aulugell., lib. 3, cap. 10, liv. 1, cap. 6.

Autres philosophes-médecins. — Maximes de Zamolxis.

Pausanias, Alcmæon, Épicharme, Eudoxe et Timée (102) furent d'autres philosophes de la même secte, qui suivirent aussi la théorie de Pythagore. Héraclite (103) d'Éphèse et Démocrite (104) d'Abdère, philosophes de ce temps-là, se mêlèrent aussi de médecine: C'était entre les mains de ces hommes que l'art se trouvait retenu, n'ayant, pour principes, que des faits épars; pour théorie, que des idées bizarres ou superstitieuses. Un seul trait suffira pour le peindre c'est la maxime du philosophe Zamolxis (105), auquel les Gètes accordèrent les honneurs divins. On ne peut, disait-il, guérir les yeux sans guérir la tête, ni la tête sans tout le reste du corps, ni le corps sans l'ame.

Tel était le chaos dans lequel l'art se trouvait plongé ; car quoiqu'Aesteron (106) d'Agrigente eût établi une sorte d'empirisme, et

(102) Vid. Herod. et Strab.

(103) Problemat. 6 , 13. Vid. Heraclit. epist.

(104) 490 a. J.-C. Clem. Alex. pœdag. lib. 2.

(105) Hérod. et Strab. Leclerc. loc. cit., liv. 1, chap. 5.

(106) Plin. lib. 29, chap. 1.

qu'Hérodien (107) eût appliqué la gymnastique à la guérison des maladies, l'incertitude
de tous ces principes, et l'absence d'une théorie, seulement raisonnable, faisaient que ce qui
existait était plus capable d'égarer un esprit ordinaire que d'éclairer un génie supérieur (108).
C'est donc plutôt dans la profondeur du sien
qu'Hippocrate puisa ses découvertes, que
dans les matériaux que lui avaient amassés ses
ancêtres et toute l'antiquité.

Voilà tout ce que tant d'hommes instruits
avaient pu produire en médecine, pendant
la durée de plusieurs siècles ; nous allons
voir maintenant ce qu'un seul accomplit dans
l'espace de peu d'années. Cela tient à ce qu'avant
sa naissance, suivant la remarque d'un auteur
célèbre, les philosophes savaient discourir,
et les Asclépiades agir. Mais ni les uns ni les
autres n'appliquaient ce raisonnement à la
pratique ; la médecine dogmatique était encore
à créer : Hippocrate la tira du néant (109),
et c'est le signal de l'essor glorieux qu'elle va
prendre ; n'anticipons pas sur les faits.

---

(107) Galen. lib. 1, chap. 14.
(108) Theophr. de Caus. Plaut. lib. 3 , cap. 2.
Galen. Méth. méd., lib. 1, t. 4, p. 35.
(109) Galen. ibid. lib. 1, t. 4, p. 35. — Celse de
re medicâ, pref. d'Hipp.

Début d'Hippocrate.

Si des débuts brillans étaient toujours suivis de succès semblables; si des exemples trop fameux ne prouvaient pas, au contraire, que les triomphes obtenus au commencement, ne sont pas toujours le gage de ceux auxquels on s'attend à la fin, on aurait pu juger, par les premiers pas d'Hippocrate, de la longueur de la carrière qu'il était destiné à parcourir (110).

Ses études diverses.

Initié de bonne heure aux mystères de la science, il prétend la connaître dans toutes ses parties (111); il veut approfondir les dogmes de la philosophie, mais ce n'est pas pour renverser, par une doctrine audacieuse, les idées qui méritent le respect et l'admiration des humains. Passer pour un homme universel n'est pas non plus son ambition. S'il veut apprendre, c'est pour retrancher; s'il cherche à acquérir, c'est pour dépenser; s'il consent à parcourir un espace immense, c'est pour épargner à ses successeurs des courses fatigantes et des mar—

---

(110) Leclerc, loc. cit. liv. 3, chap. 1. Barthel. loc. cit. lib. 3, chap. 2.

(111) Plat. in Phædr., t. 3, p. 270. Theoph. loc. cit., lib. 3, chap. 2.

ches inutiles. Il a conçu une pensée qui ne peut entrer que dans l'esprit d'un homme tel que lui, parce qu'il a seul la capacité nécessaire pour la réaliser ; c'est qu'il vaut mieux savoir trop que trop peu, et qu'un grand homme éprouve moins de regrets quand il est forcé d'oublier que lorsqu'il s'aperçoit qu'il a négligé d'apprendre.

Il se distingue dans les lettres et dans les sciences. — Ses vastes connaissances en physique.

L'étude des lettres (112) lui fournit d'abord des moyens de se distinguer parmi ses émules ; celle des siences, et surtout de la physique, première base de son édifice médical, le mit bientôt au-dessus d'eux ; aussi, comme Leclerc le fait remarquer, il eût été l'un des plus illustres physiciens de la Grèce, s'il ne fût pas devenu le premier médecin de l'univers (113).

Il sépare la médecine de la philosophie.

Dès son entrée dans la carrière, il s'annonce par une pensée qui doit changer la face de la

---

(112) Galen. de natural. facult., lib. 1 et 2.—Plat., lib. 5.

(113) Barthel. loc. cit., t. 6, p. 174. Galen. Meth. méd., p. 36. Arist. Meteor., lib. 1, cap. 6.

médecine et bouleverser les sentimens admis par tous les savans. Jusque-là, on avait regardé la médecine comme une branche accessoire d'une autre science ; Hippocrate détruit cette opinion, et loin de vouloir, suivant l'usage consacré, éclairer la philosophie par la médecine, c'est, au contraire, la médecine qu'il a résolu d'éclairer par la philosophie (114).

Médecine dogmatique.

Tous les systèmes en vogue, à cette époque, offraient, en général, une incohérence frappante dans leurs diverses parties ; l'application qu'on en devait faire à la conduite des hommes, dans l'état de la civilisatiou, eût pu être utile, si elle eût été praticable ; mais la philosophie de ce siècle était plutôt spéculative que pratique (115). Hippocrate conçoit un projet qui avait échappé jusque-là à la sagacité des plus habiles philosophes, c'est de faire l'application de leurs principes à l'économie humaine ; cette idée est si naturelle et si juste, qu'elle a perdu pour nous, par l'application qu'en fit Hippocrate, jusqu'au pouvoir de nous

---

(114) Plin. , lib. 26, cap. 2. Hipp. , lib. de decanti habitu. Leclerc , loc. cit. , lib. 3 , chap, 1.

(115) Diog. Laërt. — Leclerc, loc. cit. , 1ʳᵉ part. , liv. 2 , chap. 4.

surprendre. Les erreurs qu'il commit dans ses principes sur les élémens, tiennent à l'imperfection des notions physiques de ces temps. Malgré cela, il soutint qu'il existait dans l'air un principe vital qu'il nomma *pabulum vitæ :* il préluda, pour ainsi dire, à la découverte du gaz oxigène (116.)

Il admet un seul principe universel et intelligent.

Socrate, en interrogeant son ame (116), y avait puisé la preuve de l'existence d'un Être unique et supérieur qui est le principe et la fin de tout : par cela seul qu'il lui donnait une notion vraie de cet Être divin, il avait élevé l'homme au niveau de sa dignité. Hippocrate admit ce même principe que lui démontraient les mêmes inspirations ; mais admirez la sublime application qu'il en fait : Premier mobile des lois harmoniques qui régissent l'Univers, il préside également aux mouvemens organiques de l'économie animale. C'est lorsqu'il remplit ces fonctions qu'Hippocrate l'étudie et lui donne le nom de *nature* (117).

---

(126) Julia Fontenelle, recherches sur l'air, et Manuel de Chimie médicale.

(117) Hipp. de aliment.—Leclerc, loc. cit., 1ʳᵉ p., liv. 3, chap. 2.

Ce qu'il entendait par la nature.

Autocrate de la vie, elle explique les opérations nécessaires à son entretien dans l'état
de santé ; mais elle a de même le pouvoir de
rendre raison du phénomène que développe
l'état de maladie. Jusqu'ici les nombreux désordres qui s'étaient manifestés dans le système animal, n'avaient été pour les médecins
que des dérangemens successifs dont ils n'en-
trevoyaient point la cause directe, et dont ils
ne pouvaient expliquer, par conséquent, les
liaisons et le but avec l'idée d'Hippocrate (118).
Toute incertitude disparaît, tout devient palpable, tout s'explique de soi-même.

*Fonctions de la nature. — Fonctions des
médecins.*

Ce qui appartient à la maladie est mis d'un
côté, ce qui appartient à la nature est mis de
l'autre : celle - ci, par son essence même,
doit toujours lutter contre ce qui tend à troubler l'harmonie qu'elle est chargée d'entretenir.
S'il en est ainsi, le devoir du médecin est tracé.
L'attaque et la résistance se balancent-elles ?
il doit rester spectateur immobile. La dé-

____

(118) Galen. Meth. medec., lib. 2, tom. 4,
p. 53. — Barthel. loc. cit., tom. 6, p. 175.

fense succombe-t-elle? il doit venir à son aide.
La nature repousse-t-elle trop vivement l'as-
saillant? il faut le modérer. Vous le voyez,
Messieurs, c'est de cet instant seulement que
la médecine existe, puisque ce n'est que de
ce moment que le médecin connaît ses obligations, et marche à un but certain et évident. L'art peut désormais tout entreprendre
et tout espérer, Hippocrate vient de l'élever
à la dignité des sciences (119).

Importance du principe découvert par Hippocrate.

Jamais principe plus fécond en résultats
importans n'avait été mis en avant. Faut-il
s'en étonner puisqu'il était fondé sur l'expérience et par conséquent à l'abri des égaremens. Voyons comment Hippocrate était
remonté, par la seule force de ses raisonnemens, jusqu'à un principe aussi indispensable dans la théorie, qu'avantageux dans la
pratique.

Comment il était parvenu à la découverte de ce principe.

Une épine est enfoncée dans les chairs;

(119) Galen. méth. méd., lib. 2, tom. 4, p. 53.
— Barthel. loc. cit., tom. 6, p. 175.

les humeurs y affluent aussitôt : après un travail sensible pour le malade , souvent même
pour le spectateur , un liquide blanchâtre et
homogène enveloppe le corps étranger ; la
tumeur s'ouvre , l'épine est expulsée avec la
matière , la guérison s'opère.

Un corps étranger s'introduit dans l'œil ;
des larmes sécrétées en plus grande abondance
que de coutume , l'entraînent ; la douleur
cesse et le calme renaît.

Ces phénomènes qui se passent tous les jours
sous nos yeux, n'avaient été jusque-là pour les
médecins qu'une série d'accidens maladifs ,
dont ils n'avaient su distinguer ni les phases,
ni la marche, ni le but. Hippocrate a été à
même d'observer aussi cette suite de phénomènes ; leur marche régulière l'a frappé , il en
recherche la cause , le raisonnement la lui fait
enfin trouver , et dès ce moment la médecine
dogmatique existe.

Preuves que la nature se propose un but déterminé.

Cette cause toute-puissante , qui préside à
cette série de faits subordonnés les uns aux autres pour coopérer à une même fin , est ce principe conservateur dont il a proclamé l'existence :
c'est lui qui enseigne à l'enfant qui vient de

naître, à prendre le sein de sa nourrice et à
en extraire la précieuse nourriture par une
opération très-compliquée; c'est encore lui
qui fait involontairement porter la main en
avant à l'individu qui va faire une chute.
Attentif à tous les actes qui se font intérieure-
ment ou extérieurement, comme il répond de
tout, il est toujours prêt au combat. L'épine
qui est entrée dans les chairs les irrite, les
déchire; si elle y séjourne, c'est une cause
permanente de désordre; la douleur est un
intermédiaire qui avertit sur-le-champ la
nature de la présence du danger; l'attaque
commence à l'instant même. Admirons ici
les diverses ressources que la nature déploie;
tout est prévu, tout est disposé pour le plus
grand avantage du malade : le corps étranger
irrite continuellement les organes avec lesquels
il est en contact, il faut l'isoler. Les parties
voisines se tuméfient, les humeurs y affluent
en vertu d'un travail particulier dont l'essence
même nous échappe; un liquide blanchâtre,
sans qualités nuisibles, et qui par conséquent
n'est pas le produit de l'exsudation maladive
des parties affectées, enveloppe l'épine et la
sépare des chairs. Désormais séquestrée, elle
ne peut plus nuire, mais il faut qu'elle soit
rejetée à l'extérieur : la nature n'a point de

repos qu'elle n'ait obtenu ce résultat. La tumeur s'amincit insensiblement vers le dehors ; elle s'ouvre, le pus s'écoule, emportant avec lui le corps étranger. En est-ce assez pour prouver jusqu'à l'évidence le but de cette chaîne de phénomènes ? Non, il faut que le travail entrepris pour obtenir un effet quelconque, cesse dès que l'effet est obtenu ; c'est la seule preuve qu'il ne reconnaissait pas d'autre cause. Eh bien ! Messieurs, c'est aussi ce qui a lieu ; l'épine une fois expulsée, n'a ni le contact de l'air sur les parties mises à nu, ni les plaies qui en résultent ne peuvent entraver la cicatrisation ; elle se fait rapidement ; les symptômes disparaissent, et tout reprend son cours accoutumé : le but est donc rempli.

Aperçu des conséquences de cette découverte.

Je ne crains pas de le dire, la conquête de cette vérité est sans doute une des plus belles que l'homme ait faite dans le domaine des sciences, puisqu'elle doit en être la plus utile. Hippocrate l'appliqua bientôt à tous les cas avec le même succès. Un dérangement a lieu dans les fonctions de la vie, un trouble particulier connu sous le nom de fièvre, en est aussitôt la suite : jusque-là ce n'était qu'un accident de plus, maintenant c'est un moyen de guérison, c'est le travail que la nature entreprend pour chasser la maladie. Hippocrate suit cette lutte dans toutes ses périodes ; il est devenu le confident forcé de ce pouvoir invisible, il a surpris quelques-uns de ses secrets, il brûle de les découvrir tous, et, à l'aide de ce qu'il possède, il va s'efforcer d'obtenir ce qui lui manque. Nous le suivrons dans cette glorieuse recherche (120), avec un tel guide nous ne pouvons plus nous égarer, le flambeau de la vérité brille devant nous : il est entre les mains d'Hippocrate. Telle est l'immortelle application que ce grand homme fit d'abord de la philosophie à la médecine ; plût au ciel qu'elle fût toujours restée présente à la mémoire de ses successeurs !

S'il n'eût jamais vécu, il ne faudrait pas s'étonner que les médecins fussent demeurés dans leur aveuglement primitif ; les siècles se succèdent souvent sans produire des hommes capables non d'imaginer comment une chose pourrait se faire, mais seulement de remarquer comment cette chose se fait. Mais qui pourrait expliquer qu'après avoir connu la vérité, ils puissent se plaire encore dans l'erreur, et quitter un chemin assuré, pour courir

(120) Hipp. de princip., tom. 1, pag. 112.

dans des sentiers inconnus et périlleux (121).
C'est pourtant ce que l'on a pu voir souvent
depuis Hippocrate ; que dis-je ? C'est ce qui na-
guère se voyait encore ! Une philosophie aveugle et sans frein, qui ne sait que détruire, sans
s'inquiéter de relever ; une philosophie qui ne
voit que de la matière qui doit retourner à la
matière, a voulu bannir les dogmes d'Hippocrate. Elle ne sait rien expliquer depuis
qu'elle prétend expliquer tout ; c'est en vain
que l'expérience et la raison se lèvent pour la
contredire ; téméraire dans son observation,
elle lève une tête audacieuse, et prétend régner en despote sur les débris des vérités les
mieux démontrées. Laissons-la s'enivrer de
ses orgueilleuses prétentions, elle ira dans peu
s'engloutir dans ce même néant qu'elle a reconnu pour principe et pour fin.

La vérité, fondée sur la raison, doit braver
de semblables assauts. Toujours pure, toujours simple, toujours consolante, elle dédom-
mage assez ses sectateurs, puisqu'elle les conduit au terme où ils aspirent sans secousses et
sans faux pas.

---

(121) Leclerc, loc. cit., 2ᵉ part., chap. 1, 2, 3.
Cabanis, Révol. de la médecine.—Mahon.—Médecine
clinique.

Développement de la doctrine d'Hippocrate.

Le principe était découvert, le pas était immense ; mais, pour suivre sa marche dans les différentes positions où l'organisation compliquée de la machine humaine devait le mettre , il fallait des connaissances étendues, un jugement droit et sûr, un tact d'une finesse extrême et d'une délicatesse à toute épreuve. Nous verrons Hippocrate acquérant tour à tour ces qualités ou les développant, montrer aux hommes ce que l'étude, dirigée par un esprit juste et sans préjugés, peut produire de plus surprenant. De si grands objets demandent de nombreux détails, mais ils sont dignes de fixer l'attention des savans et des sages.

Utilité de l'anatomie. — Cause des erreurs commises par les anciens en anatomie.

La première connaissance que doit acquérir le médecin, est, sans contredit, celle de la construction du corps humain. Pour bien apprécier les souffrances locales et les désordres qui peuvent en être ou la cause ou la suite, il faut nécessairement qu'il sache la structure et la position relative des diverses parties ; nier que l'anatomie soit utile au médecin praticien, c'est nier l'évidence ! Hippocrate et ses devanciers l'avaient bien senti ; aussi, privés du pouvoir de disposer des corps humains, ils disséquaient des animaux, et s'efforçaient de juger de nos organes par les leurs. L'anatomie comparée nous a trop démontré, depuis, dans quelles fautes graves devaient entraîner de semblables rapprochemens (122) ; aussi, l'anatomie des premiers médecins fourmille-t-elle de notions fausses, absurdes ou ridicules. Celle d'Hippocrate a les mêmes vices qu'il faut attribuer aux mêmes causes. Cependant, au sein même de ses erreurs, on peut reconnaître l'empreinte de son génie dans quelques-unes de ses découvertes en anatomie (123), mais surtout en physiologie, car celle-ci se ressentait nécessairement de l'enfance de l'autre. Comment concevoir, en effet, qu'on eût pu juger de la portion que chaque partie doit remplir dans l'accomplissement d'une fonction, sans connaître la construction de ces parties ? Comment expliquer le mécanisme de ces mêmes fonctions, isolé des organes qui leur donnent la forme sous laquelle elles se présentent à nos yeux ?

---

(122) Bichat. Anat. génér., p. 20 à 40, id. Anat. descript. préf. — Cuvier, Anat.

(123) Hipp., lib. de locis in homine.

Découvertes physiologiques.

Cependant il est reconnu que ce grand homme parvint, par le seul secours de l'observation et du raisonnement, à soupçonner certaines lois physiologiques qui auraient échappé à un esprit moins profond et moins juste. La réalité des principes qu'il énonce, a été démontrée depuis (124) avec une plus grande évidence; mais cette évidence même, que l'anatomie a rendue sensible à mes yeux, est la plus forte preuve de la sagacité extrême de celui qui, dans l'impossibilité d'apprécier justement les causes, arrive pourtant, sans faillir, à des résultats aussi vrais qu'importans. Quelles lacunes le raisonnement avait à remplir! Quelle profondeur exigeait un semblable raisonnement! Justifions ces éloges par le simple énoncé de quelques-uns de ces principes :

« La nourriture vient des parties du dedans, jusqu'aux poils, aux ongles, et à la superficie extérieure (125).

» Les circulations s'étendent fort loin, par rapport au fœtus. Après qu'il s'est nourri, ce qu'il y a de reste remonte et refait la nourri-

---

(124) Hipp., lib. de locis in homine. Leclerc, loc. cit., 1re part., liv. 8, cap. 3, pag. 110 à 134.
(125) Hipp. de locis in homine.

ture de la mère, pour revenir faire encore celle du fœtus (126).

» Tout concourt, tout consent et tout conspire ensemble dans le corps (127).

» Le ventricule est une fontaine qui fournit à tout le corps, quand il est plein, mais qui tire à son tour des autres parties, lorsqu'il est vide (128). »

Hippocrate fut aussi un des premiers médecins qui assignèrent au cerveau une fonction dans les opérations de l'intelligence (129). Sa description de l'œil et de la vision est fautive sans doute, mais cependant elle pèche plus par les mots que par les choses ; aussi, un digne appréciateur du médecin de Cos, Leclerc dit qu'en changeant seulement les noms que donnait Hippocrate aux vaisseaux et aux nerfs, en ceux qu'on leur donne aujourd'hui, l'explication sera en quelque sorte satisfaisante (130).

Quoi qu'il en soit, on ne peut nier que ses connaissances anatomiques ne fussent très-bor-

---

(126) Hipp. de locis in homine.
(127) Id. , lib. de Diœtâ.
(128) Hipp. de morb. lib. 4.
(129) Id , lib. de morbo sacro.
(130) Id., de locis in homine. Leclerc, loc. cit., liv. 3, p. 125, 1re part.

nées (131); mais est-ce là ce qui doit dimi-
nuer son rare mérite? Non, sans doute;
cette ignorance même ne fait qu'y ajouter encore. La vérité de sa doctrine en fut-elle
ébranlée dans l'application? Jamais; et c'est là
l'origine des plus graves dissensions.

*Il ne faut pas dire que l'anatomie soit inutile,
parce que l'on a pratiqué la médecine avec
succès, sans la connaître.*

Des médecins sages, des praticiens distingués ont exercé l'art de guérir d'après les dogmes du vieillard de Cos; leurs connaissances
en anatomie ne surpassaient pas les siennes,
et ils ont obtenu des succès constans et légitimes : des esprits prévenus se sont hâtés d'en
conclure que l'anatomie est inutile au médecin (132). La connaissance de l'anatomie augmente les ressources des médecins hippocra-
tiques.

Cependant tout en admirant Hippocrate,
ne lui faisons pas l'injure de nous autoriser de
son nom et de ses triomphes pour soutenir un
semblable paradoxe. La preuve que l'anato-

(131) Hipp. de locis in homine , 1re part., liv. 3,
chap. 3, p. 126.

(132) Stool. Sydenh. Boerhave, etc.

mie est utile, c'est qu'elle a rectifié les idées, et multiplié les ressources thérapeutiques entre les mains de médecins célèbres, sectateurs zélés d'Hippocrate, qui ont démontré, par leurs succès même, que les connaissances acquises ultérieurement en anatomie, pouvaient éclairer la théorie d'Hippocrate et non la renverser (133).

L'anatomie pathologique ne peut fournir une base solide à l'édifice médical.

Mais, hélas! par un préjugé tout contraire, des esprits exagérés ont voulu terrasser le colosse élevé par Hippocrate, en prononçant, sans appel, qu'il ne peut y avoir de vraie médecine sans l'anatomie, non celle qui s'occupe de la position et des rapports généraux des parties, mais de cette anatomie minutieuse qui ne fait pas grâce à la plus petite fibre. Étrange aveuglement! qui est tous les jours contrarié par l'exprérience, et qui cependant devient l'origine et le motif d'un de ces schismes qui font sortir le médecin de la vraie route, comme je l'ai fait sentir au commencement de ce discours, et qui entraînent leurs partisans hors de la sphère qui renferme seule les

_____

(133) Stool. Sydenh. Boerhave, etc.

vrais élémens de la science médicale, et les moyens d'y faire de solides progrès.

Démonstration.

Essayons de leur démontrer leur erreur : ce n'est pas nous éloigner de l'éloge d'Hippocrate, c'est au contraire plaider sa cause, puisque ce sont ses détracteurs que nous allons combattre.

Que celui qui se prépare à pratiquer les opérations les plus délicates, pousse ses connaissances en anatomie aussi loin qu'il lui sera possible, il ne fait que son devoir, parce que cette science est la base de tous ses travaux, et que ses recherches tournent toutes au profit de son expérience et de son adresse (134).

Mais, dans la pratique de la médecine, où vous conduisent de semblables découvertes ? L'instruction que vous en retirez vaut-elle le temps précieux que vous employez à les faire ? Prétendez-vous pénétrer ainsi l'essence des maladies, et verriez-vous l'origine des causes dans la seule condition de la construction des parties ? Ah, prenez-y garde, vous poursuivez une ombre ; craignez le découragement qui

---

(134) Chomel. path. gener.—Broussais, exam. de la doctrine médicale, etc.

4*

suit des recherches inutiles , craignez surtout le repentir (135) qui naît de la honte d'un égarement volontaire , puisqu'on vous offrait les moyens de l'éviter. Mais , je le vois , cela ne suffit pas pour vous convaincre ; ce n'est pas assez de vous prédire que votre espérance est vaine , il faut vous démontrer qu'elle est absurde !

Je connais l'aspect des parties dans l'état sain , dites – vous, je veux l'étudier encore après la mort des malades , pour découvrir quels changemens ont pu y survenir, et je prends alors , pour fondement de toute connaissance positive en médecine , l'anatomie pathologique ; singulière obstination , qui prétend lutter contre l'expérience , contredire la raison , et qui ne veut pas sentir qu'en généralisant une semblable idée , on perd jusqu'au profit que l'on en pouvait tirer , dans quelques cas particuliers (136).

Comment peut-on concevoir, s'écrie-t-on , des affections isolées de la lésion physique des organes ? Mais comment concevez – vous, vous-mêmes , le rapport qu'il y a entre les

---

(135) Bichat. préf. des œuvres de Desault. — Sabat. Anat. descript.

(136) Chomel. loc cit. , id. Traité des fièvres.

lésions auxquelles vous attribuez exclusivement la maladie, et les symptômes qu'elle a donnés pendant sa marche ? Qui vous garantit (137), d'ailleurs, que les altérations que vous rencontrez, ne soient pas l'effet plutôt que la cause ? Qui vous a rendus si hardis que d'affirmer que quelques traces légères de désorganisation que vous apercevez dans des parties ne sont pas la suite de la mort plutôt que des accidens survenus pendant la vie ? (138).

Travaillons, répliquez-vous, et si nous avons encore des doutes, c'est que nous ne connaissons pas assez l'anatomie pathologique et la physiologie qui doit lui servir de complément et de commentaire ; travaillons et nous expliquerons bientôt tout ; en un mot, nous posséderons la pierre philosophale de la médecine (139). Présomptueux ! consentez donc à ouvrir les yeux. Approchez-vous de ce malade qui tousse fréquemment, qui s'agite, et dont la respiration est si gênée, qu'on est obligé de le tenir dans une position droite pour qu'il ne soit pas suffoqué. Il expire : que

---

(137) Chomel, loc. cit. id. Traité des fièvres.
(138) Vid. les notes à la fin de l'ouvrage.
(139) Chomel. loc. cit. Davy, de l'altération des cadavres dans les pays chauds.

trouvez-vous ? le poumon est hépatisé (140) ; c'est-à-dire qu'il est réduit en une substance charnue qui, effaçant les cellules aériennes qu'elle remplit, rend l'organe imperméable à l'air, et incapable d'exercer ses fonctions. Qu'en concluez-vous ? que le manque de respiration, la toux et les autres symptômes venaient de l'hépatisation du poumon ; je vous l'accorde : qu'avez-vous conquis sur la maladie ? d'où vient cette hépatisation ? quel rapport a-t-elle avec les causes déterminantes de la maladie ? Vous restez interdits : avouez-le donc, puisque vous y êtes forcés, qu'il y a entre les causes des maladies et les effets qui en sont la suite, quelque chose qui nous échappe (141). Où en seriez-vous donc s'il s'agissait ici d'une de ces affections qui donnent les mêmes symptômes durant la vie, et ne laissent cependant aucune trace après la mort.

Marche suivie par Hippocrate.

Cessez donc de vous égarer ; suivez Hippocrate qui vous montre la vraie route : il suffit de bien observer, vous dit-il, et de raisonner d'après les faits qui se présentent tou-

---

(140) Chomel, loc. cit.

(141) Id., ibid. — Georget, maladies nerveuses, tom. 2.

jours et dans le même ordre. Voyez-le faire lui-même, et profitez de ses leçons : il visite un malade, des symptômes nombreux se présentent à lui, il y a de la fièvre, c'est la nature qui lutte, et la résistance va le mettre à même de juger de l'importance de l'attaque ; il apprécie les forces du malade, son expérience lui a donné des moyens satisfaisans pour reconnaître si elles seront suffisantes pour la durée du combat ; si celui-ci sera long ou court, léger ou grave ; tous les signes qui font reconnaître ces circonstances importantes sont gravés avec ordre dans sa conviction, il en fait l'application, c'est le *diagnostic* (142); mais quelle sera l'issue de cette lutte ? D'autres signes, aussi certains que les premiers, lui donnent la possibilité de le prévoir ; il l'annonce, et l'événement répond à sa prédiction, c'est le *pronostic* (143). Mais il a su lui - même découvrir ou apprécier les moyens de prévenir une issue funeste, ou de déterminer un résultat favorable ; son expérience a posé sur ces principes les fondemens de sa thérapeutique (144). S'il reconnaît la possibilité du suc-

---

(142) Hipp. prædict.—De natur. homin.—Prognost.
(143) Id., ibid.
(144) Id. De diæt. in acut. — Leclerc, loc. cit., 1re p., liv. 3, chap. 15, pag. 181.

cès, il l'annonce, agit et triomphe , et le même combat lui donne désormais l'occasion de remporter toujours une semblable victoire. Lequel faut-il donc croire ou de vous ou de lui ?

Vous admirez comme moi son génie , vous ne pouvez vous soustraire à son empire ; mais vous regrettez qu'il n'ait pas eu vos connaissances en anatomie , parce qu'il aurait certainement employé ses inépuisables ressources à fonder le système que vous vous efforcez d'établir. Eh, Messieurs, vous vous trompez encore : il eût perfectionné le sien , mais il n'eût jamais songé au vôtre. Et moi aussi je regrette, pour l'intérêt de la science et de l'humanité, qu'il n'ait pas su ce que vous savez ; je le regrette encore plus pour le vôtre. Il vous aurait évité des erreurs funestes, il vous eût empêché de suivre un sentier tortueux qui aboutit à un désert ; il eût guidé vos pas dans cette voie que votre génie vous eût fait parcourir à grand pas ; enfin, il vous eût inspiré l'amour de cette gloire que vous êtes dignes de soutenir, et qui s'obtient plutôt en perfectionnant des découvertes anciennes, mais utiles , qu'en en faisant de nouvelles, mais frivoles (145) !

____

(145) Buffon, Hist. naturelle.

Considérons, maintenant, Hippocrate dans le développement de sa doctrine, pour en venir à la pratique, et nous verrons toujours les idées les plus lumineuses, devenant l'occasion des découvertes les plus utiles et les plus positives, conduire constamment à des résultats précieux, parce qu'ils sont d'une application fréquente, et immortels, parce qu'ils sont vrais.

Sa théorie sur la composition des humeurs.

Un esprit aussi sage que le sien, pouvait-il raisonner avant d'avoir établi des principes invariables qui l'empêchassent de s'égarer ! Il commença donc par considérer l'homme dans l'état de santé ; il vit qu'il était un composé de solides et de liquides ; il appela les premiers le contenant, et les seconds le contenu (146). Certaines qualités physiques sont propres à ces diverses humeurs, et, quoique composées d'alimens variés qu'il nomme principes amers, salés, acides, etc., ces liquides, dans l'état sain, ne manifestent de préférence aucune de ces qualités, parce qu'elles sont toutes dans une juste proportion. Mais si leur état naturel vient à être dérangé par une cause quelconque, quelques-unes de ces qualités se trouvant bien-

----

(146) Hipp., lib. de natur. hom.

tôt en excès ou en défaut, l'un des élémens prédomine, et l'harmonie générale est rompue (147).

Causes internes des maladies.

Il fut humoriste, comme le prouve cette théorie. Il pensait, en effet, que la bile et la pituite (148) sont la cause des maladies venant de l'intérieur, par leur mélange avec le sang dont elles dénaturent les qualités; ce qui entraîne secondairement des dérangemens dans la nutrition des organes dont le sang est spécialement chargé (149).

Au milieu de ces erreurs, on voit briller des vérités qui surprennent pour l'époque où un semblable système fut établi, tant il est vrai que le génie ne passe nulle part sans y laisser quelques traces.

Que l'on prenne la peine de me suivre un instant, je vais démontrer un de ces rapprochemens généraux qui, liant entre eux des faits identiques, établissent ces lois importantes et générales que la nature ne contrarie

---

(147) Leclerc, loc. cit., 1re p., liv. 3, chap. 4.

(148) Hipp., lib. de affectionibus.

(149) Id., lib. de morb. — Leclerc, loc. cit., ibid. quàm suprà.

plus, et qui doivent servir de jalons pour dresser un plan exact de la science.

Rapprochemens ingénieux qui servent de base à la doctrine des tempéramens.

Hippocrate avait admis dans le corps de l'homme quatre humeurs, résultat du mélange des élémens : ce sont le sang, la pituite, la bile et l'atrabile (150). Suivant que ces humeurs prédomineront, l'économie prendra une tendance plus ou moins directe vers les maladies qui dépendent de l'influence particulière de l'un ou l'autre de ces systèmes. Voyez le parti qu'Hippocrate va retirer de ce fait, en le rapprochant des circortances que son expérience lui a démontré y avoir des rapports.

L'âge, les saisons et les climats agissent d'une manière bien sensible sur l'économie ; elles ont donc une action manifeste sur la formation des humeurs. Ce fait pressenti, il se hâte de le confirmer par l'observation, et il proclame cette loi, résultat de rapprochemens aussi profonds qu'ingénieux (151), que l'enfance, l'adolescence, le printemps et les pays tempérés favorisent la formation du sang, et

---

(150) Hipp., lib. de natur. homin.

(151) Id., lib. de diæt.—De aëre, locis et aquis.—De humoribus.

par suite le développement des maladies san-
guines et inflammatoires ; que la jeunesse,
l'été et les pays chauds et secs engendrent la
bile et les affections qui sont la suite de sa présence en surabondance ; que l'âge viril, l'au-
tomne, un air grossier et inégal contribuent
à la formation de la mélancolie, et détermi-
nent en ce cas les maladies bilieuses par altération de ce fluide ; qu'enfin, la vieillesse,
l'hiver et les pays froids et humides font naître
la pituite et toutes les maladies qui dépendent
de l'accumulation ou de la viciation de la
lymphe.

Le sommeil, les veilles, l'exercice et le
repos, par un nouveau rapprochement, acquièrent à leur tour une nouvelle importance.
Que fallait-il de plus pour établir la doctrine
des tempéramens ? Appliquer seulement le
principe aux individus, et les dénominations
de tempéramens sanguin, bilieux, mélanco-
lique, puiteux, etc., se présentèrent d'elles-
mêmes ; elles furent adoptées, et dans leur
essence elles n'ont plus varié (152.)

Qu'avons-nous imaginé de mieux depuis
cette époque ? Où me montrera-t-on un ta-

_____

(152) Collect. des thèses de la facult. de Montp. —
Aldebert. sur les tempéramens. 1818.

bleau plus vrai et plus vaste tout ensemble? Qui osera se vanter de faire des rapproche- mens semblables, je ne dis pas avec adresse et esprit, mais avec bonne foi et vérité? Qui se sentira la force de méditer un sujet aussi profondément, et, après l'avoir bien établi sur des faits, qui aura le secret de le présenter dans un cadre aussi ingénieux? Nous ne craignons pas de le dire, de semblables travaux n'appartiennent qu'à des esprits hors de la ligne ordinaire. On peut voir encore la manière neuve et exacte, tout à la fois, dont il décrit l'effet des alimens et de l'air sur la production des mêmes phénomènes. L'abon- dance des matières nous forcera sans doute d'en omettre un grand nombre, mais du moins nous choisirons celles qui, ayant toujours sub- sisté, doivent surtout exciter l'admiration des siècles, et ne peuvent être dépréciées que par des esprits faux, ou par des hommes de mau- vaise foi.

Nous avons vu qu'Hippocrate divisait, en général, les causes de maladies en internes et en externes (153). C'est dans ses écrits qu'il faut l'entendre développer cette doctrine. Il y

---

(153) Leclerc, loc. cit., 1re part., liv. 3, chap. 4, p. 137 et suiv.

a bien des choses à rejeter sans doute ; mais il y a encore plus à prendre. Le profit compense plus que la perte, et ce serait une folie de dédaigner le bon grain, parce qu'il est mêlé d'un peu de paille.

Reportons-nous à l'époque où vivait le médecin de Cos ; et, non contens de lui accorder toutes les prérogatives du génie, nous serons encore forcés de rendre hommage à sa hardiesse dans l'examen des autres maladies.

Il n'attribuait point aux dieux les maladies dont il ignorait la nature.

Dans ces temps reculés, la superstition était grande. L'impossibilité d'expliquer beaucoup de faits, forçait de recourir à l'intervention d'un pouvoir surnaturel ; et cette propension des esprits à accuser la Divinité de tous les désordres qui survenaient dans l'économie, se peignait jusque dans le langage. Ainsi, l'on disait : le malade a été frappé de cette affection (154) ; cette expression, figurée pour nous, ne l'était pas pour les Grecs ; ils croyaient fermement que le malade était frappé par le bras d'une divinité irritée, comme il aurait pu l'être par la foudre. Toute affection qui échap-

---

(154) Hipp. de morbo sacro.

pait aux explications, était rangée dans cette classe; et l'une d'elles, entre autres, portait le nom de *maladie sacrée* (.155).

Hippocrate qui, par les inspirations de son génie, jointes aux leçons de Socrate, avait reconnu l'existence d'un pouvoir surnaturel dans l'homme, qu'il appelait la nature, principe qui lui semblait émané de la Divinité même; Hippocrate, qui s'était formé de cette divinité la plus belle idée que l'homme puisse en concevoir (156), comme nous le prouverons par la suite, secoua le joug de cette superstition. Il pensa que c'était bien assez que le ciel eût soumis l'homme aux vicissitudes que lui imposent les lois physiques générales, sans le poursuivre encore, durant cette vie, par des maladies cruelles. Ce n'était pas sur cette terre qu'il admettait les châtimens et les récompenses ; l'humanité lui prescrivait de chercher une cause plus naturelle des dérangemens de la santé.

La seule énergie qu'il fallait pour secouer ce préjugé, le courage qu'il fallait pour proclamer cette vérité, sont des preuves irrécusables de la vigueur de son ame et de la haute portée de son génie.

---

(155) Hipp. de morbo. sacro.
(156) Vid. la deuxième partie de cet ouvrage.

Ce qu'il entendait par les choses qu'il nommait divines.

En vain a-t-on voulu faire croire qu'il partageait les superstitions de son temps; en vain a-t-on prétendu le prouver en alléguant cette phrase qui se trouve dans son excellent traité de l'air, des eaux et des lieux : *notre santé, notre vie, notre mort, et tout ce qui regarde notre être, dépend de choses qui sont élevées au-dessus de nous* (157). Il n'entendait par-là que les influences atmosphériques; c'est le sentiment de Gallien qui en a tiré la preuve de ses écrits. « Elle vaut mieux, dit le savant médecin de Pergame, que l'interprétation des mots; » car, ajoute-t-il, « les commentateurs ne doivent pas juger les opinions des auteurs d'après ce qui semble devoir être, ni même d'après le sens de leurs écrits, quand même ce qu'ils ont dit serait faux (158). »

Or, Hippocrate, dans aucun de ses écrits, n'a attribué aux dieux les maladies; c'est au contraire lui qui a osé dire, en parlant de l'épilepsie, « que cette affection reconnaissait les

______

(157) Hipp., lib. de prognost. —Id., lib. de natur. muliebr.

(158) Id. de rat. vict. in acut. — Leclerc, loc. cit., liv. 3, chap. 4, p. 139.

mêmes causes que les autres, comme seraient le froid, le soleil et les vents qui soufflent des vicissitudes perpétuelles ; et, quoique ces choses soient *divines*, les maladies n'en sont pas moins humaines (159). » Mais qu'entendait-il par ce mot de *divin*, dans cette circonstance ? Il voulait dire ces changemens produits par les saisons et les variations de température si fréquentes, qui dépendaient, à ses yeux, d'un ordre de choses au-dessus du nôtre, et soumis aux lois d'une harmonie toute différente de celle qui nous régit (160). Aussi regardait-il l'étude de l'astronomie comme indispensable au médecin, et il poussait peut-être trop loin l'idée qu'il se faisait de l'influence des astres sur nos corps. Cette erreur est sans doute pardonnable dans ces temps, puisqu'on la passe à tant d'autres qui l'ont partagée depuis, et qui sont cependant bien moins excusables.

L'expérience et l'observation ont démontré que le vrai génie embrasse d'abord un grand espace, pour en resserrer ensuite les limites. Le père de la médecine savait séparer les effets des causes ; et, sans cher-

----

(159) Hipp. de morbo sacro.

(160) Id., de aëre, locis et aquis. — De humoribus. — De alimento.

cher à surprendre l'action surnaturelle qu'il accordait aux astres, en elle-même, il se contentait d'en constater les résultats. Loin de les abandonner à un traitement surnaturel, il les attaquait avec les moyens dont son expérience avait reconnu l'efficacité; car ces sortes de maladies étaient, comme il le disait lui-même, *à la fois divines par leurs causes, et humaines par leur nature* (161).

Quel est celui d'entre nous, s'il eût admis une semblable idée, qui oserait se vanter de s'être arrêté là? Soyons plus sages et plus modestes, en reconnaissant nos erreurs journalières; voyons où nous allons nous perdre, en partant même d'une vérité, et tâchons d'imiter celui qui, parti d'une erreur, sait encore s'arrêter à temps pour retrouver cette même vérité; ou, si nous nous avouons trop faibles pour remplir une tâche aussi pénible, faisons taire notre orgueil; et, loin de critiquer sans raison, sachons admirer sans murmures.

De la méditation sur les maladies en général, il tira encore quelques-uns de ces grands principes dont la réalité est éternelle, et dont l'application est journalière. L'incertitude mul-

---

(161) Hipp. de morbo sacro. — Leclerc, loc. cit., 1re part., liv. 3, chap. 4, p. 140.

tiplie les êtres et leurs divisions; la vérité, au contraire, appuyée sur l'expérience, va de suite à son but, sans dire ni trop, ni trop peu : nous allons en avoir la preuve.

Si l'on plaçait un homme, qui se destine à la médecine, au milieu d'un grand nombre de malades; si on lui racontait, en outre, l'histoire d'un grand nombre de maladies, sans que d'ailleurs il eût plus de données et plus de connaissances accessoires que n'en avait Hippocrate, il faudrait qu'il fût doué d'un jugement bien droit, d'une sagacité bien grande, et d'une patience bien éprouvée, pour pouvoir établir, dans ce nombre indéfini d'êtres divers, d'abord des distinctions tranchantes, ensuite des classes invariables; tirant leur origine, non de divisions arbitraires, mais de faits pratiques, constans et uniformes. Il semble, au premier coup-d'œil, que l'achèvement d'un si vaste édifice demande un temps et une persévérance qui ne sauraient être le partage d'un seul homme. Hippocrate a cependant la gloire d'avoir établi, seul, des divisions générales qui ont toutes été adoptées, sans restriction; et, dans cette partie comme dans toutes les autres, il a l'avantage d'avoir atteint la perfection sous quelques rapports, parce qu'il a toujours suivi un guide dont il avait déjà tant

5*

de fois éprouvé la fidélité, l'observation de la nature.

Ses divisions générales des maladies.

Pour débrouiller ce chaos, il commence par établir deux importantes divisions ; il tire leurs caractères différentiels de la chose la plus palpable, de leur léthalité relative, et il fait une classe des maladies dangereuses, et une de celles aisées à guérir ; il prend pour caractère de leur gravité, celle des causes, l'importance du lieu qu'elles occupent, et l'idiosyncrasie du sujet qu'elles affectent (162).

Le temps de leur durée lui donne bientôt deux autres divisions non moins importantes (163), puisqu'elles doivent régler l'espace qui reste pour agir. Il sépare donc les deux classes précédentes, en maladies *aiguës* (164), c'est-à-dire celles qui, dans l'espace de peu de jours, paraissent, augmentent, diminuent et disparaissent ; et en maladies *chroniques* (165), c'est-à-dire celles qui, suivant leur marche beaucoup plus lentement, s'interrompent sou-

----

(162) Hipp. de natur. homin. — Leclerc , liv. 3 , chap. 3.

(163) Id. , ibid., p. 141.

(164) Id. , ibid.

(165) Hipp. de natur. homin.—Leclerc, liv. 3, ch. 3.

vent, avant d'avoir une issue heureuse ou funeste, ou, du moins, laissent apercevoir des intermissions durant lesquelles le médecin ne pouvait alors, et peut encore à peine de nos jours, saisir l'augmentation progressive et continuelle des accidens, ou bien leur diminution sensible et graduée. Cette division lui fournit encore deux autres subdivisions, pour celles qui sont plus ou moins aiguës, plus ou moins chroniques (166).

Après leurs causes et leur durée, les lieux où elles règnent lui suggèrent de nouvelles divisions, tout aussi fécondes en résultats avantageux que les premières. C'est ainsi qu'il en reconnaît quelques-unes d'habituelles en certains lieux, il les nomme *endémiques* (167). D'autres se montrent dans plusieurs endroits, indifféremment, mais elles attaquent à la fois un nombre plus ou moins grand de sujets ; il appelle celles-ci *épidémiques* (168). Enfin, quelques-unes attaquent des individus isolément, et dans tous les lieux ; il les désigne sous le nom de *sporadiques* (169).

Ce qu'il y a de plus admirable dans toutes les divisions établies par ce grand homme, c'est qu'elles sont évidemment indispensables

---

(166) à (169) Id., ibid.

et jamais minutieuses ; il se contente du nécessaire et dédaigne le superflu ; il est trop
philosophe pour n'avoir pas remarqué que
l'homme a bien assez de l'un quand il sait en
user, et qu'il est toujours malheureux avec
l'autre, parce qu'il en abuse.

La postérité a encore mis le sceau à ces lois
établies par Hippocrate ; elle n'a jamais songé
depuis à les rapporter (170).

Maladies héréditaires.

Il lui restait à établir une division qui
tient de plus près à l'observation et à la
pratique. Au même instant qu'il remarque le
présent, il se rappelle le passé, afin de juger
ce qu'il voit par ce qu'il a déjà vu : il renou-
velle cent fois les mêmes rapprochemens, il
en constate la fréquence, il joint des faits
nouveaux aux faits anciens ; enfin, quand il
ne manque plus rien à la certitude de ses preuves, il annonce que certaines maladies sont *hé-
réditaires*, c'est-à-dire qu'elles nous sont trans-
mises par ceux à qui nous devons la vie (171). Il
assigne des caractères tranchés qui doivent faire
distinguer cette classe importante de celle plus

---

(170) Chomel, Path. gener. — Baumes. — Nosologie.
(171) Hipp. de natur. homin. — Leclerc, loc. cit.,
liv. 2, chap. 4, p. 142.

nombreuse encore des autres affections de toute espèce.

Enfin, après avoir considéré comme premier caractère différentiel la léthalité relative de chaque affection, il choisit pour dernier la bénignité ou la malignité absolues des diverses maladies (172).

Je m'arrêterais un instant ici pour faire ressortir, en détail, tout ce que ces divisions ont de précieux pour le médecin-praticien, si l'on n'en avait répété depuis long-temps l'éloge, par l'application qu'on en fait tous les jours. L'art de guérir était une mine féconde à exploiter, mais de longs tâtonnemens auraient occasioné de grandes pertes. Hippocrate découvre les filons qu'il faut suivre, il donne des signes certains pour les faire distinguer, et, séparant l'or des matières étrangères, il vous apprend les moyens de suivre un tel exemple.

Nous voici arrivés à un des points les plus importans de la doctrine hippocratique; c'est le complément de celle qu'il a établie sur le pouvoir de la nature (173).

______

(172) Leclerc, loc. cit., liv, 2, ch. 4, p. 142.
(173) Hipp. de rat. vict. in acut. — Leclerc. ch. 5, pag. 143.

Application du principe fondamental à l'étiologie des maladies.

Mettre au jour un principe vrai, est sans doute un mérite très-grand; mais proclamer une série de vérites pour en déduire une doctrine inébranlable, c'est le fait du génie !

Hippocrate avait considéré la nature, dans les maladies, luttant contre un ennemi quelconque introduit du dehors dans l'économie, et qui devait en être absolument expulsé. Dans le cas le plus simple, dont il était parti, le rejet de l'épine à l'extérieur était le but des efforts de la nature et la fin de son travail. Il applique le même principe à toutes les autres affections par cause interne, et appelle ce mouvement remarquable, qui est le résultat de la lutte entreprise par la nature, du nom de *crise* (174).

Périodes des maladies.

Suivant pas à pas, pour ainsi dire, la puissance protectrice dans les différentes périodes de son travail, il reconnaît qu'on peut en distinguer quatre principales dans toutes les maladies; ce sont : l'*invasion*, l'*augment*, l'*état* et le *déclin* (175).

---

(174) à (180) Id., ibid.

Que la nature triomphe ou qu'elle succombe, ce n'en est pas moins une crise, elle est heureuse ou funeste (176).

La crise salutaire, et c'est surtout celle-là qu'il importe de considérer, était toujours suivie ou d'une perte de sang , ou de toute autre excrétion par les émonctoires naturels ou par des émonctoires insolites, dans des proportions notables, et avec des qualités toutes différentes de celles qu'ellesprésentent dans l'état sain, ou immédiatement après le travail de la nature, ou même plus tard (177). C'est la preuve irréfragable que cette crise était le but que se proposait la nature, puisqu'à son apparition, on voyait aussitôt succéder le bien-être au malaise, le calme au désordre, la sécurité à l'inquiétude, le repos au travail (178).

En effet, la fièvre, ce mouvement particulier, qui était le thermomètre d'après lequel on appréciait la nécessité et la force des efforts entrepris par la nature, cessait tout-à-fait : la nature était donc satisfaite (179).

L'on voit, d'après ces principes, que l'action semble se diriger spécialement sur les humeurs (180), c'est l'opinion d'Hippocrate, et il est conséquent avec lui-même ; mais il paraît

l'être en même temps avec la véritable observation (181).

De la coction.

Les humeurs viciées ou étrangères qui exis-
taient dans l'économie, pour être évacuées par
les émonctoires naturels, devaient nécessairement subir une élaboration particulière, qui leur
permît de parcourir les nombreux détours des
canaux excrétoires, de manière à ne plus causer
de nouveaux désordres; il fallait que ces humeurs fussent préparées à une évacuation salutaire et générale, et c'était cette condition qui
pouvait seule constater la légitimité et les avantages de la crise. Hippocrate appela cet état de
la matière, *coction* (182), et, en donnant des
signes pour la reconnaître, il démontra, de la
manière la plus satisfaisante, que cet état
coïncidait toujours avec un travail fébrile
plus ou moins prolongé, et qu'il en était nécessairement la suite et le but. Entre autres
preuves de cette vérité, il donnait celle-ci,
qu'il est en effet bien difficile d'infirmer, c'est
que dans l'invasion des maladies, jamais la
matière morbifique ne donne de signes de coction (183).

---

(181) Barthez, traité des fluxions.
(182) Hipp. de rat. vict. in acutis.
(183) Leclerc, loco citato, chap. 5, liv. 3, p. 146.

C'est sur ces grands principes, établis avec tant d'ordre, de liaison, de clarté, de vraisemblance, disons mieux, de vérité, qu'il fonda toute la médecine pratique ; c'est en résumant à sa manière, c'est-à-dire d'un seul trait, toutes ces idées, qu'il énonça cet aphorisme remarquable.

Cocta, medicamento purgante adducito ac moveto, minimè cruda, neque per initia, nisi turgeant ; multa verò non turgent (184).

Résumé des principes précédens.

C'est là toute la médecine, puisque ce peu de mots renferme toute la doctrine d'Hippocrate, dans l'application. C'est aux médecins praticiens que j'en appelle. Leur a-t-il été un instant permis de douter de la réalité de ce principe ? C'est lui que Stool, Sydenham, ce moderne Hippocrate, Boerhaave et tant d'autres qui ont suivi la doctrine du grand homme, avec tant de gloire pour lui et pour eux, et avec tant de profit pour l'humanité, ont continuellement médité, non pour le renverser, mais pour en faire une juste et salutaire application.

---

(184) Hipp. Aphor. , sect. 1re, n°. 22.

Causes des efforts que l'on a faits pour ren-verser les principes d'Hippocrate.

Malgré son utilité, aucun principe n'a jamais été plus vivement combattu ; faut-il s'en étonner ! Tant qu'il subsistera (185), les efforts des systématiques, le mépris des empiriques resteront impuissans ; or, si tout ce qui paraît conforme à la raison, à l'expérience, à la vérité enfin, est éternel, jamais ce principe ne sera seulement ébranlé. Semblable à cette colonne qui reste immobile au milieu d'un édifice qui s'écroule (186), la doctrine hippocratique domine l'édifice médical.

Tous les faux systèmes et les doctrines nouvelles tombent autour d'elle, sans pouvoir l'ébranler : c'est sur le sommet de cette colonne éternelle, c'est-à-dire au niveau de ses principes, que je voudrais placer le nom d'Hippocrate, pour qu'il y reçût l'encens des savans, et les témoignages glorieux du respect et de la vénération des hommes.

Ceux qui ont voulu contester la vérité de ses dogmes, ont été discuter les détails de leur application ; ainsi, la doctrine des jours

---

(185) Barthez, loc. cit.
(186) Horat. Flacci. opera, ode 3, liv. 3.

pairs et impairs, celle des jours décrétoires, celle des septénaires, etc., ont été tour à tour l'objet d'attaques réitérées, ou par l'aveuglement, ou par l'ignorance, ou par la mauvaise foi (187).

Nous ne nous étendrons pas sur ces prétendues imperfections qui tiennent peut-être plus encore à la différence des localités, qu'à des erreurs d'observation (188); nous nous contenterons de dire que ces recherches, qui paraissent si minutieuses, prouvent la capacité du génie de leur auteur, qui savait également embrasser les masses d'un ensemble imposant, et parcourir les détails infinis qu'elles entraînent. Elles suffiraient d'ailleurs pour immortaliser un autre médecin; peuvent-elles nuire à Hippocrate? sembleraient-elles indignes de lui! Ah! le génie ne dédaigne rien ; il ne s'abaisse pas jusqu'aux petites choses, il les élève jusqu'à lui !

Abjurons donc ces critiques honteuses, qui, ne pouvant s'attaquer à la statue, s'acharnent sur son manteau. Le tableau d'Appelles était-il moins admirable, parce qu'un artisan avait critiqué la chaussure d'un des personnages (189)?

---

(187) Hipp., lib. de Crisibus.
(188) Id. de diebus criticis.
(189) Plut. Brev. apopht.

Soyons plus francs, et nous serons plus justes ; n'oublions pas que l'envie qui s'attache à un pareil adversaire, s'expose à voir retomber ses traits sur elle.

Mais poursuivons la carrière qui s'offre à nous ; nous avons suivi Hippocrate depuis son début, et nous sommes arrivés avec lui au plus haut point où nous puissions parvenir ; marchons sans crainte : il a su s'élever, et ce qui est bien plus encore, il a su se soutenir.

Du pronostic en particulier.

Jamais le médecin ne prouve mieux la réalité et la puissance de son art, que lorsque, dès le début d'une maladie, quelle qu'elle soit, il dit sur-le-champ : le malade succombera, ou il sera sauvé. Cette sorte de prédiction, que l'on a nommée *pronostic*, est celle qui donne au médecin les droits les plus réels à la confiance du malade et des assistans (190). Hippocrate le savait, et c'est de tous les médecins celui qui a poussé cet art au plus haut degré : les auteurs contemporains lui rendent tous justice à cet égard (191). D'après leur récit, si nous étions privés des écrits de ce grand homme, nous ne pourrions douter en-

____

(190) Plut. Brev. de prænot. in princip.
(191) Galen. Meth. med.

core qu'il fût le médecin le plus instruit et le plus célèbre de son temps (192).

Conditions nécessaires pour bien établir le pronostic.

Il est difficile, pour tout autre que pour celui qui pratique l'art de guérir, de bien apprécier la délicatesse de tact, la finesse de sens, la promptitude et la netteté de jugement, la mémoire prodigieuse et les efforts de raisonnement qu'il faut réunir pour oser porter un pronostic avec assurance (193). Hippocrate ne se trompa que rarement dans une chose aussi difficile, c'est-à-dire qu'il fut doué au suprême degré de toutes les qualités que nous venons d'énumérer.

Mais ce qu'il y a encore de plus admirable chez lui, c'est la bonne foi avec laquelle il avoue ses fautes, et la modestie avec laquelle il annonce ses succès (194). Toute la science du diagnostic repose sur la connaissance exacte des signes des maladies (195); celle du pro-

----

(192) Galen. Meth. med. — Leclerc, loc. cit., 1re p., liv. 3, chap. 6.

(193) Hipp. Prænot.

(194) Id. , epidem. , liv. 1 , 2 , 3 , etc.

(195) Id. Aphor. — Leclerc , loc. cit. , 1re p., liv. 3, chap. 6.

nostic est bien plus compliquée, puisqu'il faut y joindre, d'après la judicieuse remarque de Leclerc (196), des notions précises sur « les actions et les manières de chaque particulier, les gestes, les coutumes, en un mot, toutes les circonstances qui regardent ce qui arrive, soit avant, soit pendant une maladie, par notre faute ou par celle d'autrui, par les dispositions intérieures de notre corps, ou par celle où se trouvent à notre égard les choses qui sont hors de nous. »

Je ne puis mieux démontrer la supériorité d'Hippocrate dans cette partie, qu'en le suivant au lit des malades : accompagnons-le donc dans une de ses leçons cliniques (197).

Tableau de sa pratique.

Je le vois qui s'approche dans une attitude calme et réfléchie ; il marche vers le premier lit, en s'entretenant avec un de ses disciples : regardons bien ce qu'il va faire ; retenons surtout ce qu'il va dire.

Il examine d'abord le visage du malade ; il est riant, presque semblable à celui d'un

---

(196) Leclerc, loc. cit., pag. 148, part. 2.
(197) Galen. Meth. med.—Leclerc, loc. cit.—Hipp. de priscâ medicinâ.

homme en santé : ce signe est favorable (198).

Voyez-vous ce malheureux, gissant immobile sur ce lit de douleur? *Il a le nez aigu, les yeux enfoncés, les tempes creuses, les oreilles froides et retirées, la peau du front dure, tendue, sèche, et la couleur du visage tirant sur le plomb* (199); la mort va le frapper. Quel portrait! qu'il est frappant de vérité! C'est le maître qui l'a tracé : qu'il conserve son nom, et que cet aspect effrayant porte le nom de *face hippocratique* (200). La postérité conservera cette dénomination, qui est le signe certain de la mort. Arrêtez : Hippocrate a observé, et il sait que les jugemens extrêmes sont, le plus souvent, loin de la nature. Il ajoute donc que ce signe est mortel, à moins que le malade n'ait été épuisé tout-à-coup par de longues veilles, par un flux de ventre, ou par une longue abstinence (201); si les lèvres sont pendantes, relâchées et froides, il n'y a plus d'espoir (202).

Mais comment le suivre au milieu de cet appareil immense de symptômes divers, qui

---

(198) Leclerc, loc. cit., ibid., p. 148.

(199) Hipp. prænot.

(200) Leclerc, loc. cit., 1re p., liv. 3, chap. 6, p. 148.

(201) à (202) Id., ibid.

6

lui fournissent une multitude de signes qu'il énumère sans hésiter? Ecoutez :

Ces yeux sont larmoyans, ceux-ci laissent voir une partie du blanc pendant le sommeil, sans que cela soit par habitude ; ceux-là sont ternes, cet autre les a fixes, étincelans et hagards. Prenez garde à vous, il est menacé d'avoir des accès de fureur (203).

En voici un qui se plaint de voir des étincelles, des éclairs et des objets rouges : il est au lit depuis huit jours ; il aura une hémorragie qui sera critique (204).

Celui-là est sur le dos ; ses bras sont étendus, et ses jambes pendantes : relevez-le donc, il glisse vers les pieds du lit ; qu'on le surveille, il est dans un éminent danger (206).

En voici un qui est couché à plat-ventre ; est-ce son usage ? Non, alors il entre en délire, il jouit de toute sa raison. Il a donc des coliques atroces ? En effet (207), il s'en plaint.

Mais quel est ce malade si agité? il tâtonne continuellement, de tous les côtés, des mains et des doigts ; il a l'air de poursuivre quelque

---

(203) Hipp. prognost.

(204) Id., ibid. — Leclerc, loc. cit., liv. 3, chap. 6, p. 148, 149 et suiv.

(206) à (216). Id., ibid.

chose qui passe devant ses yeux ; *il chasse aux mouches* , il arrache des flocons de laine de sa couverture : il est perdu (210).

Pourquoi celui-ci garde-t-il le silence ? il parle beaucoup ordinairement , et son voisin , si taciturne , semble avoir changé de caractère avec lui (211) : tous deux sont dans le même cas ; ils sont menacés du délire. Voyez le trémoussement de leurs tendons (212), cela confirme mon pronostic. En effet, ils perdent tous deux la raison ; leurs idées sont incohérentes ; l'un chante (213) : tant mieux ! l'autre pleure : tant pis ! (214).

Que ce malheureux souffre ! il respire à peine : suivez attentivement les mouvemens de la respiration (215); c'est une source de signes importans. Distinguez si elle est fréquente ou pressée , longue, naturelle , rare , grande, petite, courte , doublée, etc.; je vous apprendrai comment on peut en tirer autant d'augures favorables ou défavorables (216).

Mais parcourons cette nombreuse rangée de lits ; examinons les excrétions. —Quoi ! vous vous abaissez à ces détails abjects et degoûtans ! —Ne suis-je pas là pour rendre la santé à mes malades ? — Sans doute, mais ne suffit-il pas d'interroger les gardiens ?—Ne vous faites pas médecin, ou ne dédaignez rien : que dis-je !

voyez tout par vous-même. C'est ici que vous trouverez des signes non équivoques de crudité ou de coction (218) ; c'est ici que vous apprendrez à prononcer sur les cas les plus difficiles ; ayez seulement de l'attention , et vous saurez bientôt rappeler le passé , juger le présent et prédire l'avenir ; c'en est assez, j'espère , pour vous aider à vaincre quelques dégoûts passagers.

Approchez-vous de ce malade ; touchez ses tempes : sentez-vous le battement de ses artères ? — Oui , il est très-fréquent et très-grand (219). — C'est que la maladie est très-aiguë. Et chez cet autre ? Il est tremblant et à peine sensible — : il va paraître devant Dieu (220). Ce signe est essentiel ; mais je n'ai pu encore lui donner jusqu'ici tous les développemens dont il est susceptible. Cependant je prévois qu'il deviendra par la suite , entre les mains de médecins exercés , un conseil non équivoque dans beaucoup de cas (221).

Ne vous semble-t-il pas , Messieurs , entendre le vieillard de Cos expliquant lui-même sa doctrine ? Ce sont ses propres expressions

---

(218) Hipp. epidem.
(219) Galen. de different. et gener. puls.
(220) Hipp. epidem., liv. 4.
(221) Id. , epidem. , lib. 2.

que je reproduis ici. Comment est-il possible de se lasser d'admirer, en voyant le même homme concevoir tant de choses cachées pour le vulgaire, classer tant de faits, les rapprocher avec tant de sagacité, et en tirer des inductions si justes! Car, tout ce qu'il a dit est vrai; rentrez dans l'asile de la douleur, et vous pourrez vérifier la réalité de ses prédictious. Mais si, par hasard, il a commis quelque erreur, faites-la lui remarquer, il ne s'excusera pas si elle est réelle; comme il a toujours été de bonne foi, il ne connaît pas la honte; il en recherchera la cause pour la rectifier. Ne craignez pas de lui en parler, il saura vous apprendre à éviter la même faute. Comme ce n'est pas l'amour propre qui le guide, il ne craint pas d'être éclipsé; il n'a que l'humanité en vue, c'est pour elle seule qu'il travaille (221).

Il reconnaît ses fautes et se reproche ses erreurs, même involontaires.

Mais, qu'est-il donc arrivé? Pourquoi s'afflige-t-il ainsi? La douleur la plus vraie est peinte sur son visage vénérable! — Il se reproche la mort de ce Thessalien frappé d'un

---

(221) Hipp. épidem., lib. 1, 2, 3, etc.

coup de pierre à la tête, qui vient d'expi-
rer (222). — Lui a-t-on refusé des soins? —
Au contraire, il lui en a prodigué lui-même
d'assidus et même de tendres! mais il n'a pas
eu recours au trépan. — Il y avait peut-être
des contre-indications? — Il a cru en apercevoir, quand, avant-hier, des signes funestes
lui ont fait reconnaître sa méprise; il pratiqua hier l'opération, c'était le quinzième jour
depuis l'accident, et le malade est mort ce
matin. — La famille lui a-t-elle reproché sa
mort? — Qu'osez-vous dire? Personne ici
n'est capable de le juger! — Qui vous a donc
mis au fait de toutes ces circonstances? — Lui-
même! Il s'avoue coupable, il montre sa faute
à ses disciples pour leur en éviter une semblable (223); mais ce n'est pas assez de cette
modestie; son cœur est déchiré, sa méprise
le rend coupable à ses propres yeux, ses larmes
coulent! Qu'avez-vous donc? Les vôtres coulent aussi, vous tombez à genoux, je me sens
ému! Imitez-moi donc, et dites avec moi,
dans l'élan de l'admiration et de la reconnaissance; *grands Dieux! veillez sur les jours
d'Hippocrate!*

---

(222) Hipp. epid. — Barthel., loc. cit., t. 6, p. 176.
(223) Hipp. epidem., lib. 5, part. 14, tom. 1,
pag. 778.

Thérapeutique.

Le but que les hommes se proposèrent, en accueillant la médecine, fut, sans contredit, de rétablir leur santé dérangée ; nos usages sont nés de nos besoins, le mal engagea donc naturellement à chercher le remède (224).

Durant les premiers siècles, et l'histoire confirme cette opinion, en plus d'un lieu, on espéra trouver dans la nature un antidote contre chaque espèce de maux (225). L'homme, dans l'étroitesse de ses vues, raisonnait de la sorte : c'est la nature qui produit les maux et des remèdes : donc elle produit aussi les remèdes à tous maux. Cette chimère, poursuivie par la multitude et surtout par les médecins, si toutefois on peut nommer ainsi ceux qui se livraient alors à l'art de guérir, aurait encore été long-temps un obstacle aux progrès ultérieurs de la science, et au développement d'une de ses branches les plus importantes, sans Hippocrate (226) !

Quand l'expérience, résultat d'une pratique raisonnée et assidue pendant de longues an-

---

(224) Alibert. élém. de therapeut. et de mat. med.

(225) Id. , ibid. Schwilgué. mat. medic.

(226) Galen. Meth. méd. , lib. 2, t. 4, p. 53.—Id. , lib. 9, pag. 134.

nées, lui eut démontré que nos moyens de reconnaître les maladies et surtout ceux de les guérir étaient très-bornés ; que l'ennemi que l'on avait à combattre, toujours prêt à changer de formes et de positions, bravait la plupart des armes qu'on lui opposait ; il chercha les moyens de prévenir le mal auquel il ne pouvait souvent remédier ; persuadé qu'il est, sinon plus glorieux, du moins plus prudent et plus sûr d'empêcher l'invasion que de la repousser. Dès cet instant l'hygiène exista (227).

Il est l'inventeur de l'hygiène.

Cette science, qui a pour objet de veiller auprès du malade, avant, pendant et après la maladie (228), consiste autant à écarter ce qui peut nuire qu'à donner ce qui peut être utile. Mais c'est dans son but principal, qui est de prévenir les maladies, que nous allons l'examiner ici, pour voir si celui qui l'avait créée sut profiter lui-même de son invention.

Ici, comme ailleurs, l'observation est toujours son guide ; et pourquoi s'exposerait-il à l'abandonner puisqu'il ne l'a jamais égaré ! Au lieu d'entasser une foule de principes généraux vagues, et par cela même d'une appli-

----

(227) Hipp. epidem., lib. 2.
(228) Id., ibid.

cation trop peu directe , il constate un premier fait , que les alimens et les mouvemens sont les sources les plus fécondes des changemens qui s'opèrent dans l'économie (229). Il commence donc par poser cette règle générale, que , pour entretenir la santé, il ne faut ni trop manger ni trop agir ; ainsi il recommande, pour premiers précéptes , la sobriété et un exercice modéré (230).

Dangers des excès.

Les excès sont , par conséquent, nuisibles ; personne n'oserait le nier (231). Ce principe qui semble appartenir au simple bon sens devient cependant aussi la propriété d'Hippocrate , par l'extension tout-à-fait médicale qu'il lui donne. Il étend cette défense de faire des excès , jusqu'au régime en lui-même (232). Il recommande de ne point le maintenir trop strict, ni surtout trop uniforme. Il a , en effet, découvert un grand principe physiologique, c'est que les habitudes entraînent une suceptibilité plus grande à contracter les maladies ,

(229) Hipp. epidem. , lib. 6 , sect. 4 , aphor. 20.
(230) Id. Prorrhetti. , liv. 2.
(231) Id. , ibib.
(232) Id. , ibid. — Leclerc , loc. cit. , liv. 3 , chap. 13 , part. 3.

pour peu qu'on s'en écarte, même légèrement. Loin donc qu'une sévérité déplacée prévienne le mal, elle le provoque bien souvent. Il est donc convenable d'user d'une sorte de liberté, qui nous garantit également et des suites méritées de l'intempérance, et de celles moins prévues, mais aussi possibles, d'une austérité outrée (233).

Les alimens liquides introduits dans l'économie n'ont pas une moindre influence sur elle que les alimens solides; il examine donc, avec le plus grand soin, la qualité de ceux qui peuvent convenir à l'homme (234).

Les boissons fermentées ont encore une plus grande activité. Hippocrate en fait l'objet d'une étude approfondie. S'il permet le vin habituellement, c'est trempé d'eau (235); s'il le tolère quelquefois pur, c'est en petite quantité; cependant, par suite du même principe, il proscrit encore une excessive retenue dans ce cas, parce qu'il prévoit d'avance les suites fâcheuses qu'aurait alors une insobriété, quelquefois involontaire (236). Il recommande

---

(233) Leclerc, loc. cit., liv. 3, ch. 13, part. 3.

(234) Hippocr. de aëre, locis et aquis. Id. epidem., lib. 2.

(235) Id., ibid. — Leclerc, liv. 3, p. 176.

(236) à (237) Id., ibid.

donc de faire de temps en temps usage du vin, jusqu'à la gaîté, qui est bien loin de l'ivresse. C'est moins un excès qu'une interruption d'habitude, qui a, d'ailleurs, l'avantage de faire diversion aux fatigues de l'esprit (237).

Le lieu (238) que l'on choisit pour habiter, est peut-être la cause la plus formelle de santé ou de maladie (239). Les conseils les plus sages sont donnés à cet égard par le père de la médecine ; il indique les lieux que l'on doit rechercher de préférence, soit à cause de leur exposition, soit à cause des productions du sol, soit, enfin, à cause des vents qui y soufflent (240). L'application pratique qu'il faisait de ces lois, prouve, jusqu'à l'évidence, l'importance qu'on doit y attacher.

Il perfectionne la gymnastique.

Les exercices violens de la gymnastique ne sont plus dans nos mœurs, et sont trop négligés peut-être. Il serait donc superflu de faire ressortir le mérite d'Hippocrate dans l'établissement des préceptes qu'il dicte sur cette matière (241). On lui conteste l'invention de

---

(238) Tourtelle, Hygiène, tom. 1.

(239) Hipp., lib. de aëre, locis et aquis.

(240) Id., ibid.

(241) Hipp. de diæt in acut. — Leclerc, loc. cit., liv. 3, chap. 13, p. 177.

cette branche de l'art , dont on se plaît à accorder l'honneur à Hérodien ; mais on ne peut lui disputer au moins celui du perfectionnement. Eschyle reçut l'art encore informe des mains de ses inventeurs (242) : eh ! qui oserait prétendre que les chants de Susarion et de Thespis (243) font tort aux vers qui sortent de la bouche d'Achille (244) ?

Hippocrate est assez riche pour renoncer sans peine à la propriété exclusive de cette partie de la science ; mais, comme il embrassait celle-ci dans son ensemble , il est juste de reconnaître qu'il eut au moins le mérite de mettre celle dont il s'agit au niveau des autres (245).

La connaissance de l'homme physique etait la fin de tous ses travaux ; mais il avait été à même d'apprécier l'effet de l'homme moral sur le premier ; et la philosophie, dont il avait fait une étude si profonde, était pour lui, non une science frivole qui apprend à discuter sur des mots, mais la science de la raison servant

---

(242) Aristot. de poët. , cap. 4 , tom. 2 , p. 688.
(243) Diog. Laërt. , liv. 3.
(244) Æschyl. in Achil.
(245) Leclerc, loc. cit., liv. 3 , chap. 13 , p. 177 et 178.

à expliquer des faits incompréhensibles pour tout autre qu'un philosophe (246).

Il défendait les excès physiques; il considéra les passions comme des excès moraux qui, par leur influence sympathique, entraînaient secondairement les mêmes désordres tant dans le physique que dans le moral. Il les proscrivait donc sévèrement (247), et ne permettait à personne d'outrepasser les bornes des désirs, comme le seul moyen de se tenir dans des limites qu'il est toujours honteux et bien souvent dangereux de franchir.

Que j'aime à voir ici ce grand homme, versant d'une main généreuse les flots d'une immense érudition acquise par tant de travaux et de fatigues, pour procurer aux hommes la félicité après laquelle ils courent sans cesse, et qui ne peut consister, comme le démontrent ses ouvrages, que dans ce juste équilibre qui maintient le moral et le physique dans un état de relation tel, que l'un n'est point dégradé par les excès de l'autre, ni le second soumis à des épreuves rigoureuses, par suite des erreurs du premier (248)!

---

(246) Hipp. de princip., t. 1.—Celse, de re medicâ.—Dacier, préf. de la trad. d'Hipp.

(247) Hipp. de morbo sacro.

(248) Id. de diæt in acut.

Jusqu'ici, nous avons vu Hippocrate observant et ne faisant, pour ainsi dire, qu'une médecine spéculative; mais comme il n'a tant raisonné que pour agir avec plus de sûreté, il va s'occuper de poser quelques principes généraux sur la manière de le faire sans risques et sans remords.

Fonctions du médecin auprès du malade.

La nature guérit, elle seule a le pouvoir d'agir. Le médecin ne doit que modifier son action : quand elle peut triompher seule, qu'il soit le simple spectateur du combat, non pour donner ce qu'il croit pouvoir être utile, on pourrait s'en passer à la rigueur, mais pour empêcher de donner ce qui peut nuire (249).

Si la nature s'égare, il faut la redresser; si elle est impuissante, il faut l'aider (250).

Tous les devoirs du médecin sont tracés dans ce peu de mots. Hippocrate ajoute que les contraires guérissent par les contraires (251); les commentateurs ont contesté ce principe, mais c'est qu'ils ont outrepassé le but, car il est d'une vérité incontestable dans le sens où il a été posé. Les évacuations immodérées

____

(249) Hipp., lib. de arte.
(250) Id., ibid. — Id., lib. de medico.
(251) Hipp., Aphor.

ont affaibli; les toniques et les alimens réparateurs sont indispensables; la bile surabonde, on l'évacue; mais cela est insuffisant, si l'on n'éloigne pas du malade toutes les causes qui contribuent à déterminer la formation d'une grande quantité de cette humeur. Voilà le principe rapproché de quelques-unes de ses applications; qui oserait le contester dans ce sens (252)?

Comme la marche de la nature est toujours celle d'Hippocrate, comme il est conséquent avec lui-même et avec les principes qu'il a établis précédemment, il mitige celui-ci; et, comme il a défendu les excès en tout, il recommande d'appliquer les contraires non subitement et sans précautions, mais peu à peu et avec prudence. Ainsi, les contraires ne résident pas pour lui dans les agens; il ne dit pas d'opposer le froid au chaud ou le chaud au froid; mais dans les effets, quelle que soit la manière de les produire (253), si on consentait à ne donner aux idées de ce grand médecin que les interprétations qu'il a soin d'indiquer lui-même, lorsqu'il les croit nécessaires, on sentirait mieux son mérite, et l'on s'épar

(252) Leclerc, loc. cit , 1re p., liv. 3, chap. 14, pag. 179 et suiv.

(253) à (254) Id., ibid.

gnerait des erreurs qui ne peuvent faire tort qu'à ceux qui les commettent.

Il ne reconnaissait pas les remèdes exclusifs. — Des fluxions, des révulsions et des dérivations.

L'application du traitement n'étant pour Hippocrate que la suite de l'interprétation de l'action de la nature (254), dans différens cas, et dans différentes positions, il ne connaissait pas de remèdes exclusifs dans tous les temps et dans toutes les circonstances. Prenez garde au cours des humeurs, disait-il ; voyez d'où elles viennent ; prévoyez où elles vont, et retenez bien surtout ces deux grands préceptes de pratique : toutes les fois qu'elles s'égarent, faites tous vos efforts, d'abord, pour les faire rétrograder jusqu'au point de leur départ (255). S'il n'en est plus temps, ou que cela ne vous soit pas possible, tâchez du moins, si vous ne pouvez changer totalement leur mouvement vicieux, de leur faire prendre un détour qui sauve le malade.

Dès que cet axiôme fut publié, la doctrine des *fluxions*, celle des *révulsions* et des *dériva-*

---

(255) Hipp. epidem. , lib. 6.

tions (256) furent fondées. Ce n'est pas aux hommes instruits que j'ai besoin d'en faire sentir l'importance ; je n'exagère point, en disant qu'elles sont la base de toute la thérapeutique ; mais je dois faire remarquer que nous la devons à Hippocrate (257).

Quatre vérités qu'il a généralisées, servent de complément à ce code précieux ; les voici :

« Évacuez ce qui doit l'être nécessairement, mais veillez à ce que l'évacuation ne soit pas vaine par le retour des mêmes humeurs (258). »

« Quand vous avez agi selon la raison, ne changez pas subitement de conduite, lors même que vous n'obtenez pas encore des succès, si les raisons que vous avez d'agir ainsi subsistent toujours (259). »

« Faites une grande attention à ce qui soulage, à ce qui nuit, à ce que le malade supporte bien, à ce qu'il supporte mal. C'est la vraie limite qu'un esprit sage ne doit jamais franchir dans le traitement (260). »

« Quel que soit le danger, n'agissez jamais té-

(256) Barthez, traité des fluxi.—Lordat, expos. de la doctr. medic. de Barthez.
(257) Barth., loc. cit.
(258) Hipp. epidem., lib. 6.
(259) Id., ibid. — Leclerc, loc. cit., liv. 3, ch. 14.
(260) à (263) Id., ibid.

mérairement : il vaut mieux ne pas faire de bien au malade, que de lui faire du mal (261). »

C'est le quatrième précepte, et c'est celui surtout que le médecin ne doit jamais perdre de vue.

N'allons pas croire cependant que la prudence d'Hippocrate n'ait pas de justes bornes, et qu'une timidité aussi dangereuse que la témérité même, retienne sa main quand elle doit agir. La témérité n'est à ses yeux qu'une hardiesse irréfléchie, et le courage, que cette même hardiesse guidée par la raison. Ce n'est pas lorsque le danger paraît presque au-dessus des ressources, qu'il faut s'endormir. Le soldat aime à garder son poste ; si l'ennemi s'avance , il le défend , et , presque certain d'être accablé sous le nombre , il ne veut pas mourir sans combat : le triomphe justifie quelquefois sa résolution, car le sang-froid qui guide l'audace ne désespère jamais de la victoire.

Hippocrate pense, en effet, qu'aux maux extrêmes il faut des remèdes extrêmes. Ce que les médicamens ne guérissent pas, dit-il, le fer le guérit ; ce que le fer ne guérit pas, le feu le guérit ; ce que le feu ne guérit pas est incurable (262). Il faut alors s'en rapporter à la nature, pour que la lutte soit raisonnable ;

il faut qu'il reste au moins une chance pour la défense (263).

Pour achever le tableau de la doctrine d'Hippocrate, et pour connaître toutes ses ressources, avant de voir comment il sut en faire usage, je dois parler des agens qu'il employait comme remèdes.

De la diète.

Le premier et le plus puissant de tous, à ses yeux, était la diète (264), c'est-à-dire la liberté d'agir accordée sans restriction à la nature. Personne jusqu'ici n'avait eu l'idée de baser sur des règles fixes le régime, dans les maladies aiguës (265). Il porta cet art à sa dernière perfection. Aussi, l'invention d'une coutume aussi avantageuse eut-elle droit de flatter son cœur, et il fait remarquer lui-même, avec une complaisance qui vient du sentiment intérieur du bien qu'il a fait, que personne avant lui n'avait pensé à cette ressource (266). Il mit par-là la dernière main à l'édifice de la médecine clinique (267), et fit de ce nouveau mode de guérir les maladies internes et aiguës

(264) Hipp. de Diœt. in acut.
(265) Id., ibid. — Leclerc, loc. cit., ch. 15.
(266) Id., ibid.
(267) Leclerc, liv. 3, ch. 15.

une partie tellement distincte de toutes les autres, et si vaste en même temps, qu'elle parut devoir suffire seule à l'étude et à la capacité d'un seul homme (268). Aussi fut-elle l'origine de cette séparation de l'art de guérir en trois branches, qui ne tarda pas à avoir lieu, et qui ne devait cesser que tant de siècles après.

Du régime.

Qu'il est surprenant ce grand médecin dans la manière dont il divise les différens régimes, suivant que la maladie est aiguë ou chronique (269)! L'observation clinique est son seul guide; aussi, quoique détaillé, il ne paraît pas minutieux. Voyez avec quelle merveilleuse variété de nuances il tira parti de sa *ptisanne* (270), composée d'orge mondé, de blé ou de lentilles (271). Que cette simplicité de prescriptions me paraît préférable à ce luxe de formules composées, la plupart, de substances exotiques, dont l'action réciproque les unes sur les autres, et l'effet sur l'économie sont si peu connus (272)!

----

(268) Leclerc, lib. 3, chap. 29.

(269) Hipp. de diœt. in acut.

(270) Id., ibid. — Leclerc, loc. cit., liv. 3, ch. 15, p. 182.

(271) à (272) Id., ibid.

Ses boissons sont aussi simples que ses alimens; et son oximel (274), si utile entre ses mains, continue entre les nôtres à avoir une efficacité qui ne se dément pas, et qui prouve que les grands succès ne suivent pas toujours les grands moyens.

Quant aux substances médicamenteuses qu'il employait, je n'en ferai pas l'énumération, parce qu'il n'enrichit pas beaucoup cette branche de la science. Les temps les plus brillans de la médecine n'ont pas toujours été ceux où l'on a employé le plus de remèdes ; et le luxe pharmaceutique est trop souvent le signe certain de la *pauvreté* des connaissances médicales (275). Celui qui sait ramener les indications diverses à un but uniforme, est celui qui se rapproche le plus de la nature ; parce que celle-ci, sans apparence de complications nombreuses, se propose un objet unique (276). Or, quand les indications sont claires et précises, la manière de les remplir n'est guère douteuse.

Médicamens qu'il employait.

Hippocrate usa donc de la même simplicité

(274) Hipp., lib. de intern. affect. — Leclerc, loc. cit., ch. 15, p. 183.

(275) Alib. élém. de thérapeut.

(276) Hipp., Aphor., sect. 1 et 2.

dans ses médicamens que dans sa doctrine. Ceux qu'il employait étaient des évacuans d'une plus ou moins grande force ; des errhines, des saignées, des ventouses, des diurétiques, des sudorifiques, des calmans intérieurs et des topiques, qu'il variait avec beaucoup de sagacité (277).

En étudiant attentivement ses écrits, on ne peut méconnaître l'empreinte de son génie, même dans les plus petites choses. Parle-t-il des moyens qui sont en son pouvoir pour purger! il parcourt tous les troubles qui peuvent être la suite de l'emploi inconsidéré d'un purgatif de telle ou telle nature (278); il explique les préférences qu'il donne à chaque substance, par des raisons solides et péremptoires; rien n'est oublié, rien n'est négligé.

Ce grand écrivain est peut-être le seul chez qui la force de la vérité suspende l'admiration. En effet, chaque principe qu'il énonce paraît être si bien la conséquence de celui qui le précède, que l'honneur de la découverte semble entièrement effacé par la nécessité de l'avoir faite. C'est peut-être là le plus grand mérite de l'homme qui écrit sous la dictée de la nature.

---

(277) Galen, Meth. med.—Leclerc, loc. cit., liv. 3, ch 15, p. 183 et suiv.

(278) Hipp., lib. de natur. homin.

(103)

Personne à coup sûr ne lui reprochera, sans injustice, de n'avoir pas parlé d'après elle ! Car, s'il n'en était pas ainsi, il ne serait pas si facile, après plus de deux mille ans, de comprendre son langage !

Je n'ajouterai plus qu'un mot sur sa doctrine ; il est peut-être inutile pour sa pratique, mais il est indispensable pour son éloge.

Ce qu'il entendait par les purificaticns utiles à la vie.

Il a dit, et il a insisté sur ce point, *qu'un médecin devait avoir connaissance des purgations ou des purifications utiles à la vie* (279). N'allons pas croire qu'il veuille parler de ces pratiques ridicules qui dégradent l'art, même encore de nos jours.

Il ne saurait être superstitieux, celui qui recommande spécialement à ses disciples d'éviter la superstition (280). Mais Hippocrate, comme je l'ai déjà prouvé, a suivi les dogmes de Socrate d'après les inspirations de sa conscience ; il faut un grand dieu à un grand homme ! Le vrai génie qui se voit si fort audessus du reste des hommes, sent trop, dans ce poste élevé, qu'il y a encore quelque chose

____

(279) Hipp. lib. de decent. habit.
(280) Hipp. lex.

au-dessus de lui, pour oser dire, sans remords, qu'il n'y a point de Dieu !

Écoutons donc Hippocrate lui-même, nous parlant un langage aussi supérieur aux idées théologiques de son temps, que sa doctrine l'emporte sur celles inventées dans le nôtre (281). *C'est la Divinité*, dit-il, *qui nous purifie et qui nous lave de nos plus grandes fautes et de nos plus grands crimes; c'est la Divinité qui nous protège, et c'est en entrant dans les temples, que nous devons aller chercher à nous purifier de ce que nous avons d'impur.* Qui oserait voir dans ce passage une superstition? Avons-nous donc oublié que le grand homme est confident de tous les secrets de la philosophie? Chargé de guérir les maux du corps, doit-il ignorer les souffrances de l'ame? Il nous a montré leur influence sur le physique (282); il va chercher leur remède dans le seul lieu où l'on en puisse trouver de convenables à leur nature. Il sait que le calme de la conscience, et la confiance en un pouvoir supérieur et éternellement bienfaisant, sont la source des jouissances les plus pures pour l'innocent, et le commencement du repos pour

____

(281) Barthez, loc. cit. — Hipp., lib. de decent. habit. —Leclerc., liv. 3, ch. 18, p. 191.

(282) Vid. suprà, ad medicum.

le coupable! Il prescrit donc cette noble pu-
rification de l'ame à ceux qui ont pu la souiller
par un crime; et cette même voix qui blâme
hautement, chez un peuple absurdement fana-
tique, la coutume d'offrir de riches habits à
Diane (283), pour se délivrer des douleurs
de la maternité, et proscrit ces prétendues
expiations (284) qui doivent guérir le *mal sacré*, peut, sans être accusé de faiblesse ou
d'aveuglement, recommander la crainte des
dieux et le respect pour leurs temples.

Chirurgie d'Hippocrate.

Je vais parler enfin des connaissances
d'Hippocrate en chirurgie (285). Les passer sous silence, semblerait faire croire qu'il
les avait dédaignées; comme si le pouvoir de
servir l'humanité souffrante, quels que soient
les moyens qu'on emploie, n'était pas le but
constant de tout homme qui pratique dignement notre art bienfaisant.

Hippocrate fut le plus habile chirurgien de
son temps, comme il en fut le plus grand mé-

---

(283) Hipp., lib de his quæ ad virginem spectant.
(284) Id. de morbo sacro.
(285) Leclerc, loc. cit., liv. 3, ch. 27, p. 218.

decin (286). Cependant la preuve que l'homme n'est pas fait pour être universel, c'est qu'il ne poussa pas cette partie de la science, qui était pourtant destinée à faire des progrès si grands, aussi loin que celle qui sert de monument éternel à sa gloire (287). Il eut lui-même la conscience de son insuffisance, puisqu'il recommande de laisser faire l'opération de la taille à ceux seulement qui ont l'habitude de la pratiquer (288). Il sait que des bornes ont été composées aux facultés humaines, et il est convaincu que la prétention d'exceller en tout, annonce plus de vanité que de capacité véritable ; plus de témérité que d'assurance, et mérite plutôt le blâme que des éloges (289).

C'était à notre siècle, c'était à notre patrie, rivale de l'ancienne Grèce sous tant d'autres rapports, qu'il était réservé de donner à l'art chirurgical ce degré de splendeur que rien ne peut plus éclipser. C'est avec un noble orgueil que je fais l'éloge d'Hippocrate et celui du vrai siècle de la médecine, dans la patrie

---

(286) Leclerc., ibid., 1re p., liv. 3, chap. 28, p. 219, paragr. 3.

(287) Hipp. de prisc. medic. — Leclerc, ibid.

(288) Id., liv. 3, chap. 28, par. 1. — Hipp. in jusjur., par. 2, tom. 1.

(289) Hipp. lex. — Id. de rat. vict. in acut.

d'Ambroise Paré, et dans un siècle qui a produit tant d'illustres chirurgiens dont les doctes et nombreux travaux doivent mériter à notre âge le titre glorieux de *siècle de la chirurgie* (290).

Résumé de la première partie.

Je dois m'arrêter un instant ici, car lorsque je reporte les yeux vers la carrière que je viens de parcourir, je ne puis m'empêcher d'être saisi d'un juste effroi.

J'ai peut-être négligé de faire sentir quelques-unes des beautés de la doctrine que j'avais à peindre; je n'en ai peut-être pas assez bien démontré tous les avantages.

Lorsque j'ai entrepris de célébrer le génie du plus grand des médecins, l'abondance des matières qui se pressaient sous ma plume, m'a empêché de vous les présenter toutes; mais comme, au milieu des chefs-d'œuvre de l'art, il est souvent difficile de faire un choix, j'ai marché au hasard, trop certain de trouver toujours sous ma main des trésors inépuisables.

J'ai peint Hippocrate à son début médical :

____

(290) Richerand, nosolog. chir. — Delpech, maladies réputées chirurgicales.

on l'a vu, au milieu des faibles ressources que lui offrait la science, acquérir des connaissances aussi vastes que précises sur des points jusqu'alors obscurs ou même inconnus, jeter les bases de sa doctrine, et les faire servir à élever un monument majestueux consacré à l'art de guérir.

C'est dans ce sanctuaire seulement que réside le vrai culte; c'est là que doit se faire initier celui qui se sent appelé à pénétrer les mystères profonds de cette science.

Plan de la seconde partie.

Jusqu'ici, j'ai suivi le grand homme établissant sa doctrine; nous allons le voir maintenant l'appliquer avec le même génie qui l'a conçue et la consacrer dans des écrits immortels. Je vais vous le montrer fondant la médecine clinique, inspirant à ses nombreux élèves cet amour de la science qui fait vaincre tous les obstacles, et cette passion pour la vérité qui terrasse tous les préjugés et triomphe des erreurs les plus accréditées. Je n'ai encore fait voir que le savant, je vais maintenant présenter le médecin ! Je ferai plus encore, je peindrai l'homme. Je lui ferai subir cette épreuve que redoute le génie lui-même. Je le mettrai en présence de sa vie privée, et il sortira aussi grand de ce jugement, qu'il l'est dans ses travaux scientifiques. J'ai prouvé qu'il ne lui manquait aucuns talens. Je vais bientôt démontrer qu'il fut riche de toutes les vertus (291). Mon esprit aime à se reposer sur l'image qu'il doit retracer ; Hippocrate va guider ma plume : je n'ai plus maintenant qu'à ouvrir ses écrits. Ce grand homme s'y est peint partout lui-même, sans s'en douter, et la ressemblance est parfaite.

Après un semblable aveu, je devrais peut-être terminer ici cet éloge ? mais interrompre mon sujet, serait me montrer indigne d'avoir conçu l'idée de le traiter ; le laisser incomplet serait une mauvaise excuse de son imperfection ! Je serai sans doute surpassé par d'autres écrivains ; j'avoue avec la plus grande franchise que je ne demande pas mieux, je n'ambitionne d'autre honneur que celui d'avoir posé une pierre à l'édifice.

---

(291) Hipp. epidem.—Barthel, loc. cit., tom. 6, p. 176, par. 2.

SECONDE PARTIE.

C'est une fonction bien pénible que celle de suivre la marche d'une maladie, d'épier des douleurs, de peser des symptômes, de reconnaître des signes, de voir la scène changer à chaque instant, pour vous donner, souvent un espoir, que l'on perd quelquefois au même instant qu'il vient de naître. Est-il un spectacle plus douloureux pour une ame compatissante, que celui de cet infortuné dans la fleur de l'âge, l'espoir d'une famille éplorée, succombant sur le sein de son épouse et entre les bras de ses enfans, en proie aux tourmens d'une maladie incurable? Le vulgaire détourne les yeux d'un si triste tableau, et s'il plaint le malheureux, quel reproche peut-on lui faire? Serait-il juste d'exiger qu'il passât sa vie au milieu de ces scènes lugubres? il a bien assez à supporter ses propres maux.

Mais il n'en est pas ainsi du médecin : dès qu'il a embrassé sa noble profession, il a renoncé pour toujours à ses plaisirs, à son repos, à sa vie même, puisqu'elle appartient aux malheureux. Ce n'est pas assez pour lui de

les plaindre, il faut qu'il les soulage ; c'est
son devoir ; il n'a point d'excuses à allé-
guer ; l'ignorance ou la négligence le rendraient également coupable (293) ; il a fait
publiquement vœu d'humanité. Malheur à lui
s'il trahit son serment !

Telle était la manière de penser du père de
la médecine, et c'est sur d'aussi belles idées
qu'il établit son institut médical (294). Persuadé que ce n'est qu'au lit des malades qu'on
apprend à connaître et à guérir les maladies,
il y fut assidu toute sa vie (295). C'est là qu'il
méditait sur les douleurs de l'humanité souffrante ; c'est là qu'il apprit à lire dans le livre
de la nature ; c'est là qu'il parvint à pénétrer
jusques à ses plus secrètes pensées, et qu'il
découvrit ces vérités précieuses qui seraient
peut-être restées, sans lui, dans une nuit éternelle, faute d'yeux assez exercés pour les apercevoir (296).

La médecine clinique est établie.

Les avantages qu'il avait recueillis de cette
manière de faire la médecine, qui prit le nom

---

(293) Hipp. lex.

(294) Galen. Meth. med., lib. 7, t. 4. — Barthel.,
loc. cit., t. 3, chap. 7.

(295) Id., ibid.

(296) Cels. in præfat. — Plin., lib. 7, cap. 37.

de *médecine clinique* (297), le convainquirent
que c'était le seul mode à suivre pour réussir.
Il accoutuma donc ses élèves à prendre leurs
leçons au lit des malades. S'il était forcé de
s'absenter, il en laissait toujours un en surveillance, qui devait lui rendre un compte
exact de tout ce qui s'était passé (298). Les
circonstances les plus minutieuses pour tout
autre, ne l'étaient pas pour lui. Son expérience
lui faisait découvrir les omissions que l'on
commettait dans les récits que l'on avait à lui
faire ; il les relevait avec bonté, et l'élève qui
voyait que rien n'échappait à son maître, ob-
servait avec la plus scrupuleuse attention, et
se gardait bien, désormais, de rien oublier.
C'était ainsi qu'il apprenait à ces jeunes néophytes la manière de distinguer la valeur des
signes, en faisant, devant eux, l'application de
sa doctrine, et qu'il leur enseignait à épier ce
moment favorable, où le médecin peut fixer
la victoire (299).

Institution clinique.

Peut-on rien concevoir de mieux imaginé

---

(297) Leclerc, loc. cit., chap. 27.
(298) Hipp. de aëre, locis et aquis. — Id. in jusjus.
— Dacier, trad. d'Hipp.
(299) Hipp., Aphor., sect. 1. — Id. de decent.
habit. part. 12, tom. 1, p. 59.

8

qu'une semblable méthode d'enseignement? Abandonnée sans raison, elle a été renouvelée de nos jours. De savans professeurs, à l'exemple d'Hippocrate, développent, à de nombreux élèves, tous les préceptes de l'art, sur une foule de malades rassemblés à dessein dans des asiles de douleurs, pour servir à cette utile et solide instruction (300). Comment ces maîtres qui trouvent l'occasion d'être à la fois utiles à leurs concitoyens et par les talens qu'ils possèdent et par ceux qu'ils forment, et d'acquérir ainsi une gloire immortelle ; comment ces jeunes élèves, qui voyant s'aplanir devant eux ces difficultés qu'ils redoutaieut, et s'ouvrir le sanctuaire de la science vers lequel ils s'avancent, pourraient-ils oublier, sans ingratitude, que c'est encore au même Hippocrate qu'ils doivent, les uns leurs triomphes journaliers, les autres l'espérance d'en obtenir de semblables!

Pratique d'Hippocrate.

Mais je reviens à sa pratique. Il commença à s'y livrer, et la Thessalie (301) est le premier théâtre de ses travaux et de ses succès.

---

(300) Cabanis, révol. de la médec. — Mahon, hist. de la médec. clin. — Barker, conf.

(301) Soran. vie d'Hipp.

Les malades accourent en foule pour recueillir, de sa bouche, ses précieux avis; sa douceur et son désintéressement doublent le prix de ses talens (3o2); un grand exemple, qu'il donne, presque aussitôt, de ses connaissances en médecine, morale et physique tout à la fois, augmente encore sa réputation. Gardons-nous de le féliciter d'un semblable hasard. Le vrai médecin n'a pas besoin de ces cures éclatantes pour être mis à la place qu'il mérite d'occuper; mais n'en admirons pas moins les ressources de son art. Il fut appelé, conjointement avec Suryphon, pour voir Perdiccas, fils d'Alexandre, roi de Macédoine (3o3); on le croyait atteint d'une phthisie. Hippocrate l'examine attentivement et conçoit des doutes sur la nature de sa maladie; il observe donc toutes les actions de son malade, épie toutes ses pensées, et le hasard ayant fait entrer Phila (3o4), l'une des maîtresses de son père, dans l'appartement du prince, il le voit changer de couleur; il a pénétré son secret, l'amour seul est cause de son mal, sa passion est satisfaite, et il recouvre à l'instant la santé et le bonheur.

(3o2) Vander linden, t. 3. — Plin., lib. 7.
(3o3) Leclerc, loc. cit., liv. 3.
(3o4) Soran. loc. cit.

Liaison avec Démocrite. — Suite de cette liaison.

Les peuples eurent recours à lui comme les rois. Les Abdéritains (3o5) l'appelèrent à leur secours pour guérir Démocrite, philosophe de leur ville, d'une folie qui le tourmentait, et pour les secourir eux-mêmes contre une peste qui les accablait. La folie de Démocrite n'existait que pour le vulgaire ; les spéculations du philosophe et ses idées abstraites étaient trop au-dessus de la portée du peuple, et le faisaient passer pour fou à ses yeux; il ne le fut pas à ceux d'Hippocrate (3o6). Ces deux hommes célèbres se jugèrent à la première vue, et l'estime produisit chez eux une amitié (3o7) qui ne se démentit jamais. Ils se communiquèrent leurs idées et leurs écrits, et l'on prétend même que quelques pensées du philosophe furent publiées par le médecin, dans son livre (3o8) *de la Nature de l'homme.*

Lettres d'Hippocrate et de Démocrite.

Cet échange de leurs découvertes est aussi glorieux pour eux qu'il est profitable pour

---

(3o5) à (3o7) Soran. loc. cit.

(3o8) Galen. Meth. med. — Leclerc, loc. cit., liv. 3, chap. 31.

la science. Il nous reste trois de ces lettres précieuses, qu'Hippocrate a insérées dans ses œuvres, parce qu'elles renferment des vérités importantes, et qu'elles appartiennent à l'histoire de l'art. Deux sont de Démocrite (309) : l'une contient le récit de sa première entrevue avec Hippocrate, et il convient plaisamment que la tournure de ses discours pouvait, à juste titre, le faire passer pour un insensé. Il en tire cette conclusion, « que le médecin ne doit point se contenter de juger par ses yeux (310). »

Dans la seconde, le philosophe développe ses idées métaphysiques ; mais il énonce surtout une opinion qui mérite d'être conservée ; c'est que *la rate est inutile, et qu'elle dort* (311). Cette idée des fonctions, ou plutôt de l'absence de fonctions de la rate, dont le véritable usage est encore inconnu de nos jours, n'est peut-être pas bien éloignée de celle qui n'attribue à cet organe que des fonctions momentanées, en le faisant le réservoir passager du sang nécessaire à l'accomplissement d'une autre fonction.

La troisième est d'Hippocrate (312); elle est courte, mais elle contient des vérités qui

____

(309) à (312) Galen, chap. 31, liv. 13.

doivent servir de consolation au vrai médecin
que l'on blâme, lors même qu'il agit suivant
les lois de l'art et d'après les inspirations de la
conscience. Écoutons Hippocrate parlant lui-
même : *J'ai acquis*, dit-il, *plus de blâme que
d'honneur dans l'exercice de ma profession ;
car encore que je sois avancé en âge, je n'ai
pas atteint à la perfection par rapport à cet
art, et Esculape lui-même, qui l'a inventé,
n'en est point venu jusque-là* (313).

Que cet aveu est noble et respectable dans
la bouche d'Hippocrate ! Quel médecin oserait
encore se plaindre de l'injustice des hommes
après avoir lu ce passage ? O vous tous qui,
pénétrés de vos devoirs, vous consacrez à la
plus pénible des professions, voyez Hippocrate, et reconnaissez que les bienfaits ont de
tout temps engendré les ingrats. Mais c'est
l'humanité qui vous guide, et cela suffit : l'ingratitude pourra vous affecter ; ne vous re-
butez jamais. Vous avez sacrifié votre repos,
votre bonheur au soulagement des hommes ;
couronnez ce sacrifice par celui de votre amour-
propre. Soyez bienfaisant, même avec la certitude que l'on oubliera le bienfait ; laissez-
vous blesser au cœur, suivant l'expression

______

(313) Hipp. de natur. homin.

de je ne sais quel philosophe , les cicatrices en seront glorieuses ; et si quelquefois votre ame froissée par de si rudes atteintes , était tentée de se laisser aller au découragement, rappelez-vous les paroles d'Hippocrate , et sachez supporter les mêmes travaux pour recueillir les mêmes lauriers.

Peste d'Athènes.

Il se couvrit de gloire en secourant Athènes, durant cette peste cruelle qui la ravagea de son temps (314). Toujours supérieur dans la justesse de ses applications, il pensa que purifier l'air était le plus sûr moyen de guérir la maladie; car c'est plutôt la cause de celle-ci que les malades eux-mêmes qu'il faut considérer dans ces grandes épidémies contagieuses, où il s'agit du salut des peuples et des États. Il fit allumer de grands feux dans les rues et dans les places; il y faisait jeter des substances aromatiques de toute espèce (314 *bis*); et il parvint ainsi, dit-on, à triompher d'un ennemi qui, après avoir décimé les Athéniens, menaçait la Grèce d'une

---

(314) Sorames , loc. cit.

(314 *bis.*) Julia Fontenelle. Recherches chimiques et médicales sur l'air marécageux , ouvrage couronné en 1821.

entière dépopulation (315). Qui peut payer de pareils bienfaits !

Il prévient la peste en Thessalie, en envoyant au secours du pays menacé de ce fléau, ses fils et son gendre.

Le même fléau se répandit dans l'Illyrie (316). On le supplia d'y aller ; il reconnut, en gémissant, que ses efforts seraient impuissans, il refusa de s'y rendre ; mais admirez sa prévoyance ! Il juge, d'après les vents qui règnent actuellement en Illyrie, que la Thessalie deviendra bientôt la proie du mal dévastateur, et il envoie aussitôt ses deux fils, Thessalus et Draco, et son gendre Polybe dans ce pays, afin de prévenir l'irruption de cette horrible maladie (317). Qu'il est beau de le voir, multipliant ses victoires par les mains de sa famille, répandre au loin les fruits précieux de sa doctrine.

Pratique d'Hippocrate en particulier.

Fidèle à ses principes ! on le vit prodiguant partout les secours de son art et le

---

(315) Id. , ibid. , Galen. Meth. med
(316) Soran. loc. cit.
(317) Id., ibid.

jour et la nuit (318). Le pauvre et le riche ont des droits égaux à ses soins ; son désintéressement est extrême ; il prodigue à la fois son argent et ses conseils ; les récompenses qui peuvent le flatter ne sont que celles qui tirent toute leur valeur de la reconnaissance de ceux qui les offrent. Hippocrate, pratiquant son art, est véritablement ce que l'on peut voir de plus grand sur la terre ! Les peuples et les rois se le disputent, et la vanité ne s'empare pas de son ame ! Ses succès fréquens ne peuvent étouffer sa modeste franchise ! Il préfère la gloire aux richesses (319) ! Toujours doux, patient, humain, généreux, actif et infatigable, il guérit, il soulage, ou bien il console ! Son arrivée est pour les peuples le signe que les Dieux sont apaisés, ou plutôt, semblable lui-même à un Dieu, il parcourt les États pour y répandre des bienfaits. Les hommes le regardent comme un être surnaturel ! ils sont excusables peut-être, puisqu'ils sont à même de juger des prodiges de son art, en même temps qu'ils éprouvent les effets de la bonté de son cœur. Car, pour me servir

---

(318) Hipp. in jusjur.

(319) Ib., ibid. — Vie d'Hipp. en tête de la traduct. de ses œuvres, t. 1, p. 16.

des expressions de Callimaque (320), *il va versant sur son passage, comme un autre Apollon, la divine panacée, dont les précieuses gouttes chassaient les maladies de tous les lieux où elles tombaient.*

Ses voyages et le but qu'il se proposait en les entreprenant.

Dans les sciences naturelles, une théorie n'a quelque valeur qu'autant qu'elle est confirmée par les faits qui lui ont servi eux-mêmes de base. Hippocrate appuya la sienne sur des expériences positives; mais avant de généraliser ses principes, de manière à en recommander la pratique, avec sécurité, dans tous les lieux et chez tous les hommes, il résolut d'éprouver par lui-même jusqu'à quel point elle était susceptible de cette application générale. Ce fut donc la philanthropie la plus éclairée qui lui fit entreprendre ses nombreux voyages (321). Il recueillit des fruits si abondans de ces glorieuses et volontaires émigrations, qu'il prescrivit, dans un traité particulier, comme une loi qui souffre peu d'exceptions, le devoir pour le mé-

---

(320) Galen. Meth. med.—Leclerc, loc. cit. liv. 3. — Vie d'Hipp. déjà citée.

(321) Hipp. lex. — Soran. loc. cit.

decin (322) *de voyager dans les villes, pour n'être pas seulement médecin de nom, mais pour l'être en effet.*

Il parcourut successivement la Macédoine, la Thrace, la Thessalie et toute la Grèce (323). Quelques auteurs veulent trouver dans ses écrits la preuve qu'il voyagea aussi en Afrique, en Europe et en Asie (324). Quoi qu'il en soit, il rapporta de ses courses de nombreux matériaux et des faits intéressans. Ses Épidémies, que l'on peut regarder comme ce que l'art a de plus achevé, en fait d'histoires de maladies, furent recueillies et rassemblées dans ses voyages (325).

Il transporte les usages de quelques peuples dans d'autres pays.

Attentif à tout ce qui passait devant ses yeux, il s'emparait des coutumes des peuples pour en faire d'ingénieuses et salutaires applications (326). La position absolue de certains

---

(322) Vie d'Hipp. déjà. cit. p. 7.

(323) Apnéolog. Meth. par M. Des-Alleurs. Montpellier 1820. Avant-propos.

(324) Id , ibib. — Mercurialis. variar. lect., lib. 2, cap. 18.

(325) Galen. Meth. med.

(326) Seran. loc. cit.

lieux le mit à même d'apprécier les causes des
maladies qui y étaient endémiques; la position
relative des lieux différens lui servit à expliquer quelques épidémies, bien plus, à en prévenir d'autres ! C'est ainsi que se rappelant
que, pendant son séjour en Thessalie, il a vu
les vents souffler, à certaines époques, du côté
de l'Illyrie, il prévoit qu'ils porteront la peste
d'un pays dans l'autre, et prend ses précautions
en conséquence. Il donne encore une preuve
plus palpable de la justesse de son pronostic
en semblable circonstance, s'il faut en croire
quelques auteurs; ainsi il empêche le retour
d'une peste meurtrière, qu'il attribue à
l'influence pernicieuse de certains vents, en
faisant boucher les gorges des montagnes qui
leur livrent passage (327).

S'il est quelque chose de plus admirable que
cette multiplicité de connaissances, c'est le
sentiment qui engagea Hippocrate à supporter
tant de dangers et de fatigues pour les acquérir. Il avait jeté les fondemens d'une doctrine
qui devait assurer à jamais les moyens de venir au secours de l'homme souffrant; il voulut lui donner la garantie de l'expérience, afin
qu'on l'adoptât, non par suite de l'admiration

____

(327) Diog. Laert. loc. cit.

qu'elle devait causer, mais par la conviction intime que l'on aurait de son utilité (328).

Ses écrits.

Si la nature avait donné la volonté et les talens nécessaires à ceux qu'elle gratifia du génie, pour transmettre leurs idées par des écrits destinés à les contenir, nous posséderions, sans doute, dans les sciences, beaucoup de trésors actuellement perdus (329). Hippocrate, qui avait tant travaillé pour les hommes, ne voulut pas que son savoir restât concentré en lui seul; et, s'il fut heureux d'avoir acquis de si vastes connaissances, ce fut surtout par l'idée de pouvoir les transmettre à la postérité (330). Il avait senti sa vocation dès sa jeunesse, et il avait eu le pressentiment de ses découvertes; aussi n'avait-il rien négligé pour se rendre capable de les communiquer aux autres (331). Il n'ignorait pas que les charmes du style ajoutent beaucoup au mérite des pensées qu'ils décorent. Loin donc de dédaigner l'art qui apprend à bien écrire, il l'avait cultivé avec succès dès sa jeunesse; et l'on sait qu'il

---

(328) Barthel, loc. cit., t. 6, ch. 73.
(329) Caban., révol. de la méd.
(330) Leclerc, loc. cit., 1re p., liv. 3, ch. 30.
(331) Hipp. de prisc. medic.—Id. lex.

étudia l'éloquence sous Gorgias le Léontin,
le plus célèbre rhéteur de son temps (332).

Influence du génie de l'écrivain sur son style.

C'est un fait d'observation, que le génie de
chaque auteur donne à son style une couleur
particulière, et un caractère tout-à-fait spé-
cial (333). Les mœurs rigides et l'ame austère
de Tacite transmettent à son style une concision et une vigueur qui forment une heureuse opposition avec ces lignes harmonieuses
et faciles qu'un caractère doux et une patience
angélique inspiraient à Tite-Live. L'impétuosité d'Homère se fait admirer, tandis qu'on se
laisse entraîner par l'harmonie délicieuse de
Virgile ; et chez nous, Corneille, doué d'une
ame toute romaine, nous fait entendre les
imprécations de Camille ou la sublime réponse du père des Horaces, tandis que Racine,
doué d'une ame tendre et expansive, nous fait
gémir sur les malheurs d'Andromaque. L'aigle
de Meaux plane au haut des cieux au milieu
des orages et des éclairs, tandis que le cygne
de Cambrai parcourt d'une aile tranquille les
régions azurées d'un ciel pur et serein. Celui

____

(332) Vie d'Hipp. déjà cit. p 7.
(333) Des-Alleurs, loc. cit.

qui disait que l'on pourrait juger du caractère des écrivains par leur style (334), n'a-
vançait peut-être pas un paradoxe ; et, s'il est
vrai que l'écrivain le plus parfait soit celui qui
écrit sous l'inspiration de son ame, faut-il
s'étonner que tant de beaux génies se soient
peints eux-mêmes, sans s'en douter, dans leurs
immortels écrits ?

Manière d'Hippocrate.

Hippocrate vient encore confirmer cette
règle (335). Nous avons vu quelle précision
d'idées, quelle clarté et quelle simplicité de
doctrine il a développées ; la méthode qu'il a
suivie annonce un génie profond, un jugement
droit, un esprit vaste, mais simple. Son style
répond à ces mêmes idées. La concision en
fait le principal mérite (336). Il peint d'un
seul trait, parce qu'il embrasse d'une seule
pensée ; sans s'occuper de détails inutiles, il
se contente d'esquisser les masses, c'est le
croquis d'un grand maître. Aussi, Érotien dit-
il, en propres termes, que la phrase d'Hippocrate est la même que celle d'Homère ! En

---

(334) Buffon, disc. de récept. à l'acad. française.
(335) Leclerc, loc. cit. ch. 30, p. 226 et suiv.
(336) Galen. Meth. med., lib. 7, t. 4, p. 196 — Leclerc, loc. cit, p. 230.

vain voudrait-on ajouter quelque chose à ce qu'il a dit (337). La brièveté et la forme de la sentence vous frappent d'abord ; mais vous êtes encore bien plus surpris quand, en analysant sa pensée, vous trouvez tant de choses dans si peu de mots (338) ! Le tact qu'il déploie dans la distinction des signes essentiels d'avec les symptômes accessoires, se montre de même dans l'énoncé du résultat de ses observations ; et c'est de ses peintures que l'on a droit de dire, à juste titre : *C'est cela ! ce ne peut être que cela !*

Causes de quelques ambiguïtés qui se rencontrent dans ses œuvres.

Si on remarque, cependant, de l'ambiguïté dans quelques passages, cela vient du dialecte dans lequel il a écrit, ou plutôt des altérations (339) que ses œuvres ont dû souffrir ; car on a fait paraître sous son nom, un grand nombre de livres apocryphes, ou, du moins, qui contiennent quelques-unes de ses idées, confondues avec beaucoup d'autres indignes

---

(337) Leclerc, loc. cit., p. 230.

(338) De simplicit. medicament. facult., lib. 1, chap. 27.

(339) Glossaire d'Erotien. — Leclerc, loc. cit., ch. 30, pag. 226 et suiv.

d'une pareille alliance. Le témoignage des anciens, les Commentaires de Gallien (340), le Glossaire d'Érotien (341), nous prouvent que cette falsification n'est que trop réelle. Ce n'est pas ici le lieu de proclamer le nom de tous ses écrits, vrais ou faux ; qu'il nous suffise de dire qu'ils ne manquent à aucune partie de la science, et que, dans tous ceux que l'on a reconnu pour être vraiment sortis de sa plume, il n'y a rien à dire, ni sur la vérité des pensées, ni sur la correction du style (342).

Je ne puis résister ici au désir de faire connaître par des exemples, qui le prouveront toujours mieux qu'une froide analyse, à des juges tels que vous, la concision énergique, la mâle vigueur, et le pittoresque, si j'ose le dire, de sa manière. Je suppose un instant que je vais choisir un état ; séduit par l'amour de l'humanité, par la considération attachée à la noble profession de médecin, par la gloire qu'a obtenue Hippocrate, je veux suivre la carrière médicale. J'ouvre les œuvres de ce grand homme, et dès les premières lignes, je rencontre ces mots (343) : *L'art est long, la*

____

(340) Leclerc, ibid. —Galen. comment.
(341) Gloss. d'Erot.
(342) Leclerc, loc. supr. cit.
(343) Hipp., Aphor., sect. 1, aphor. 1.

vie est courte, l'occasion rapide, l'expérience trompeuse, le jugement difficile. Je m'arrête aussitôt. Qui pourrait, en effet, peindre en moins de paroles, et avec une vérité plus effrayante, les difficultés que le médecin aura à surmonter, les embarras où il doit se trouver, quand son expérience lui conseillera d'agir, dans des circonstances où tout dépend d'un instant qui fuit si rapidement, et lorsqu'il est si difficile de compter sur son jugement? Que ces antithèses de choses ont de force et de majesté! J'ai voulu pénétrer dans le temple; le voile qui m'en cachait l'entrée s'est entr'ouvert, et déjà j'ai pu apercevoir, d'un seul coup-d'œil, la longueur du trajet, les difficultés et les écueils dont la route est hérissée. Je suis averti des dangers; il est encore temps de m'arrêter; et cet aphorisme, mis à la tête de ceux dans lesquels Hippocrate va développer les fondemens de sa doctrine, est placé là comme un avertissement salutaire, pour retenir l'imprudent qui va s'engager dans une course longue et périlleuse, sans mesurer auparavant son courage et ses forces.

La manière de décrire les maladies.

Dans cet autre passage où, décrivant l'angine (344) , il dit :

« Les angines sont des maladies très-redoutables et qui tuent promptement, lorsqu'elles ne font rien paraître au-dehors, ni dans la gorge, ni au cou ; elles causent beaucoup de douleurs, et le malade est obligé de lever le cou pour respirer. En effet, elles suffoquent le premier, le troisième ou le quatrième jour (345). »

« Toutes celles qui, avec les mêmes symptômes douloureux, s'élèvent et produisent de la rougeur dans la gorge, tendent, il est vrai, directement à la mort ; cependant elles accordent plus de temps que les précédentes, si la rougeur devient considérable (346). »

« La maladie se prolonge davantage lorsqu'il y a de la rougeur à la gorge et au cou, et on en réchappe surtout s'il y a de la rougeur au cou et à la poitrine, et que l'inflammation érésypélateuse ne rentre pas (347). »

« Mais si ce n'est pas un jour critique auquel la rougeur inflammatoire disparaît ; si la ma-

---

(344) Hipp. , prognost. angine. , traduct. de le Febvre Villebrune.

(345) à (349) Id. par. 140, 141, 142, 143, 144.

tière ne se ramasse pas pour former une tumeur au-dehors, et que le malade ne rende pas de pus en toussant, de sorte qu'il paraisse se trouver sans gêne ou sans douleur, c'est un signe de mort ou de retour de l'inflammation (348). »

« Il y a moins à craindre lorsque la rougeur et la tumeur se portent surtout au-dehors ; si elle se porte aux poumons, il en résulte une aliénation d'esprit ou le plus souvent un empyème (349). »

Est-il possible de décrire en moins de lignes une maladie qui offre tant de variétés ? En est-il une seule qu'on ne puisse faire rentrer dans celles-là, soit par rapport au diagnostic, soit par rapport au pronostic ! Que de réflexions, que de méditations a exigées ce peu de mots ! Est-il besoin de multiplier ces citations ? Non, sans doute, puisque tout médecin doit être imbu de la lecture de ces précieux écrits. Rendons grâces à leur auteur, non-seulement de leur perfection, mais encore de leur nombre; car aucune des parties de l'art ne lui a échappé (350); il a porté dans toutes le flambeau de l'expérience et du raisonnement (351).

---

(350) Galen. Meth. med. — Barthez , — loc. cit.

(351) Cels. de re medic. in præf. — Dacier, trad. préface de la traduct. d'Hipp.

Opinions des anciens sur les écrits d'Hip-
pocrate.

Quel est celui de nous pourrait refuser à ces
œuvres sublimes le tribut d'admiration que l'antiquité la plus respectable n'a jamais cessé de
leur payer ? Gallien veut en effet qu'on regarde
ce qu'a dit ce grand homme *comme la parole*
d'un Dieu (352) ; et il ajoute que *si cet ancien*
médecin a écrit avec quelqu'obscurité pour
être plus court, il n'a rien dit cependant qui
ne fût à propos. Suidas dit en propres termes,
que les écrits d'Hippocrate sont très-connus
de tous ceux qui étudient la médecine , qui en
font un si grand cas, qu'ils croient que ce que
cet auteur a dit est sorti d'une bouche divine
et non pas d'une bouche humaine (353).

Et nous , Messieurs, nous démentirions un
si bel éloge! cela est impossible. Ces livres
précieux , mis entre les mains de tous ceux
qui veulent pratiquer le plus difficile de tous
les arts , sont devenus le manuel du médecin
praticien. Quel est celui qui , dans un cas difficile, s'il est imbu de leurs principes, n'y trouve
pas un motif capable de le déterminer? Quel

---

(352) Galen. Meth. med.
(353) Suidas. — Leclerc , loc. cit. , p. 226.

est celui qui, comparant les faits aux préceptes, et examinant les malades, ces ouvrages à la main, ne s'est pas écrié, dans l'élan d'une conviction si bien inspirée par l'évidence, qu'elle a besoin de se manifester au-dehors : Ah ! que cela est vrai ! Pourrions-nous donc négliger un aussi bon guide ? un conseiller si prudent ? Il faut que ces écrits immortels, comme l'ancien livre de la loi, soient l'objet de notre vénération. C'est, la main posée sur ce code, que les jeunes néophytes prononcent le serment d'initiation (354) : qu'ils n'oublient donc jamais les obligations qu'il leur impose !

Impressions que cause la lecture de ces œuvres.

Disons avec franchise toute notre pensée : l'admiration que cause la lecture d'Homère est difficile à modérer; on est émerveillé, en calculant la force de génie qu'il a fallu pour imaginer de si belles choses sans modèle et sans préceptes (355). Tous ceux qui cultivent les lettres éprouvent ce sentiment; que ceux qui sont capables de sentir également le mé-

---

(354) Thèse de M. Barier, ma profession de foi en médecine, Montpellier 1820, p. 124.

(355) Barthel, loc. cit., 6, chap. 73, pag. 174 et suiv.

rite d'Hippocrate, descendent dans leur conscience pour y juger l'impression que la lecture
de ses ouvrages y a faite. Après avoir lu l'I-
liade ou l'Odyssée, leur imagination exaltée
leur fait témoigner par des transports leur
juste enthousiasme. Après avoir lu les ouvrages
du vieillard de Cos, ils sont anéantis dans la
profondeur de cette même admiration; ils ne
s'écrient plus, ils réfléchissent (356). Qu'on
me dise laquelle de ces deux impressions est la
plus profonde.

Il possède toutes les qualités du cœur.

Après ce que nous venons de voir, qui pourrait remarquer, sans satisfaction, que le grand
homme que nous célébrons pratiqua toutes
les vertus (357), même celles qui paraissent,
en quelque sorte, surnaturelles? c'est-à-dire
qu'il poussa la délicatesse jusqu'à oublier les
intérêts des siens quand ils se trouvèrent en
balance avec ceux de l'humanité.

Il est si naturel à l'homme d'être ambitieux,
qu'il n'a pu se dispenser, en reconnaissant la
honte de cette passion, de faire une exception à la règle générale, dans un cas particulier; il est donc presque permis de se livrer à

---

(356) Barthel, loc. cit.
(357) Plin. Meth. med.

ce penchant irrésistible, quand il s'agit de l'intérêt de sa famille ; c'est-à-dire , qu'on a caché un vice sous le masque d'une vertu, pour que son aspect moins hideux laissât achever, sans rougir, de honteux projets. Hippocrate fut encore supérieur au reste des hommes de ce côté; et c'est peut-être de cette vertu que la postérité doit surtout le féliciter, puisqu'elle en recueille aujourd'hui les fruits.

Il propage sa doctrine hors de la famille des Asclépiades. — Quelques-uns de ses disciples.

Jusqu'à Hippocrate , l'art médical concentré dans la famille des Asclépiades (358) , avait été, pour ainsi dire, le patrimoine exclusif des descendans d'Esculape. Il avait été bon fils , et il fut également bon père; il avait trop bien apprécié les avantages immenses qu'il avait recueillis de sa naissance (359) , pour ne pas continuer à entretenir parmi ses descendans l'amour d'un art auquel sa famille et lui-même devaient leur illustration. Aussi, nous avons vu que ses deux fils, Thessalus et Draco , ainsi que son gendre Polybe , avaient

____

(358) Plat. in Phædr., t. 3, p. 170. — Leclerc, loc. cit., 1re part. , liv. 4, chap. 2, pag. 247 et suiv.
(359) Theophr. de caus. plant. , lib. 3 , cap. 2.

mérité sa confiance, parce qu'ils en étaient dignes, et qu'il les avait chargés de l'honorable mission de voler au secours de la Thessalie (360). Mais, borner aux siens ses leçons, lui paraissait un crime. Une science qui appartient à l'humanité tout entière, ne saurait être, sans injustice, le partage exclusif de quelques-uns. Aussi, le premier des Asclépiades, il admit des étrangers à ses leçons, leur prodigua les mêmes soins et leur confia les mêmes secrets qu'à ses propres enfans. Un si beau désintéressement méritait des succès pour récompense, et Prodicus de Sélivrée (361), Dioxippus de Cos (362), Apollonius (363), et plusieurs autres, parurent, parmi ses successeurs, dignes du titre honorable de ses élèves. L'instruction médicale, propagée par leurs soins dans toutes les classes et dans tous les pays, multiplia les triomphes de la médecine; et le nom d'Hippocrate, livré à la vénération des disciples de ceux qui lui devaient leurs talens et leur fortune, passera d'âge en âge à

---

(360) Galen. in lib. Hipp. de natur. human. comment. 1 et suiv.

(361) Plin., lib. 9, ch. 21.

(362) Hecidac. in Hipp.

(363) Leclerc, loc. cit., 1ʳᵉ part., liv. 4, ch. 2.

la postérité la plus reculée (364). Il donna, il est vrai, des rivaux à ses enfans, mais il eut du moins la satisfaction de leur laisser pour béritage une gloire impérissable, qui est le plus solide de tous les biens.

Platon et Aristote suivent ses leçons.

Mais, est-il une plus douce satisfaction que celle que dut éprouver cet illustre professeur, en voyant deux des hommes les plus célèbres de la Grèce se mettre au nombre de ses élèves (365)! Et quelle opinion doit-on se faire d'un maître qui se présente à nos yeux au milieu de deux disciples tels que Platon (366) et Aristote (367); c'est-à-dire entre le plus vertueux et le plus savant des philosophes de l'antiquité !

Tous deux firent entrer la médecine dans leurs travaux, et c'est sous Hippocrate qu'ils l'étudièrent (368). Il est aisé de voir quel fut l'empire du maître sur ses disciples ? Platon qui rêvait la meilleure des républiques et le bonheur des hommes, qu'il crut nés pour la vertu, développa ses heureuses

---

(364) Hipp. gen. et vit. apud Vander linden, t. 2, p. 968 et suiv.

(365) Vie d'Hipp., p. 16 et suiv.

(366) à (370) Ibid.

inspirations par les leçons du plus philanthrope des hommes (369) !

Aristote imite sa manière d'écrire.

Son ascendant sur Aristote fut encore plus marqué, et il est plus surprenant, peut-être. Aristote, ce génie vaste et indépendant, Aristote, qui fut le plus savant des philosophes de la Grèce (370), c'est-à-dire de l'univers, Aristote à qui Philippe, roi de Macédoine, écrivait : *Je rends grâces aux dieux, moins de m'avoir donné un fils, que de l'avoir fait naître de votre temps* (371), Aristote enfin, qui obtint une supériorité si évidente sur ses devanciers, ses contemporains et ses successeurs, fit volontairement l'éloge d'Hippocrate, en le jugeant digne de lui donner des leçons. Mais il le fit involontairement, d'une manière encore plus glorieuse pour ses maîtres; ce génie si fier ne put s'affranchir de l'ascendant de celui d'Hippocrate, et, comme le fait remarquer l'auteur de la vie du père de la médecine, *il le prit pour modèle dans sa manière d'écrire et de traiter les sujets ; c'est pourquoi il est plus précis et plus méthodique que Platon* (372).

---

(371) Plut. Brev. apophteg.
(372) Vie d'Hipp. déjà cit. p. 17 et suiv.

Ne suffit-il donc pas de dire, pour faire l'éloge de ce grand homme, mieux que par les discours les plus éloquens :

Alexandre, le plus grand des rois, fut l'élève d'Aristote, le plus grand des philosophes ; Aristote avait été le disciple d'Hippocrate.

Si les hommes avaient de leur état l'opinion la plus relevée, ils le pratiqueraient toujours avec distinction. Comment, en effet, supporter l'idée d'être au-dessous de ses devoirs, et de rougir de son incapacité en présence du sentiment que l'on a de ses obligations ? Mais ce noble enthousiasme, qui produit la supériorité dans toutes les conditions de la vie, n'appartient qu'à ceux qui ont les plus grands talens ; car personne, mieux que l'artiste, ne sent la dignité de son art.

Si cela est vrai, quelle sublime opinion Hippocrate devait-il avoir du médecin ! Il nous a transmis lui-même l'idée qu'il se formait de la médecine, et ne s'est pas aperçu que le modèle qu'il croyait donner à la postérité, n'était qu'une partie de lui-même, puisqu'il l'écrivit sous la dictée de son cœur. Transcrivons ici quelques-unes de ses pensées, et interprétons-en d'autres.

Son opinion sur la médecine.

La médecine est le plus noble de tous les arts (373) ; tous les hommes en conviendraient, sans l'ignorance de quelques prétendus médecins, et la vanité de ceux qui croient les juger.

Aussi sublime par son essence que bienfaisante par ses applications (374), elle embrasse toute la société. Comme toutes les classes l'honorent, elle ne saurait en dédaigner aucune. Elle établit la seule égalité possible sur cette terre, en prodiguant au berger les mêmes secours qu'aux rois ; et lorsque le médecin vient donner ses soins aux victimes d'une épidémie, tous les hommes paraîtraient alors égaux, s'il n'était lui-même, en ce moment, si fort au-dessus d'eux (375).

Il doit mépriser les attaques de ceux qui lui reprochent de laisser mourir des malades, car ils ne sont pas plus en état de juger le médecin que la maladie (376).

Dans tous les arts, dans toutes les sciences,

---

(373) Hipp. lex.

(374) Hipp., lib. præceptis.

(375) Élémens de médecine pratique de Royer, t. 1, p. 1 à 11.

(376) Hipp., lib. de arte.

ceux qui font le moins de fautes sont regardés comme les premiers. Pourquoi donc la médecine, qui est le plus difficile des arts et la plus épineuse des sciences, devrait-elle subir seule la défense d'en commettre (377)?

N'assurez jamais que tel remède guérit; car s'il manque son effet par un changement inattendu de la maladie, le vulgaire ne saurait l'attribuer à sa véritable cause (378).

Visitez souvent vos malades; dans le doute, revoyez-les encore; quand il y a absence de certitude, c'est une raison de plus de ne négliger aucune des probabilités (379).

Il n'y a point de honte à convenir que l'on est embarrassé; dédaigner alors les lumières de ses confrères, annoncerait non-seulement un amour-propre déplacé, mais même une inhumanité révoltante, car un autre peut voir ce qui nous a échappé (380).

Ceux qui ont les premiers jugé que la médecine était digne que l'on reconnût Dieu pour son auteur, ont, à mon avis, raisonné juste; car la médecine a une grande vénération pour les dieux, et les médecins ont cela de commun

---

(377) Hipp. de prisc. medicin.
(378) Id., lib. præcept.
(379) Id., lib. de decent. habit.
(380) Id., lib. præcept.

avec les philosophes, ou avec ceux qui font profession de sagesse, qu'ils ont la connaissance de la divinité fortement imprimée dans leur esprit (381).

Il me serait facile de multiplier ces citations (382), si c'en était ici le lieu ; mais celles que je viens de vous transcrire ou de vous développer, ne suffisent-elles pas pour ne laisser aucun doute sur l'idée qu'Hippocrate s'était formée de l'art qu'il pratiquait ? Qui pourrait s'étonner maintenant de ses succès ? Qui ne serait fier de partager de si beaux sentimens ? Et quel est le médecin qui n'oppose pas, avec un certain orgueil, des maximes si grandes et si vraies à la présomptueuse ignorance des frondeurs des sciences, et des détracteurs de la plus excellente des professions? Que la satire doit éprouver de honte devant une semblable dignité !

J'allais rapporter ici l'opinion d'Hippocrate sur le médecin lui-même ; mais comment énoncer des sentences quand tant de faits se présentent en foule ! Je n'aurai pas même la peine de faire un choix ; et en

---

(381) Hipp., lib. de prisc. medicinâ.
(382) Id., lib. præcept. — Lib. de art. — Lib. de medico. — Jusjurandum.

faisant considérer le grand homme agissant sur le théâtre de sa gloire, je vous offrirai des exemples qui vaudront mieux que des préceptes.

O toi que la divinité accorda aux hommes, comme le seul moyen qu'ils eussent de se rapprocher d'elle! Toi qui fais éprouver les seules jouissances honnêtes et qui donnes les seuls plaisirs vrais, parce que tu donnes les seuls qui soient purs; vertu! sublime propriété d'une ame faite à l'image d'un Dieu, les hommes méconnaîtront-ils toujours ton empire! Ils courent après le bonheur, il n'en est point sans toi; ils se laissent éblouir par l'éclat d'une gloire factice, sans s'apercevoir qu'ils ne poursuivent qu'un fantôme trompeur, et qué toi seule peux dispenser la véritable gloire! Que l'exemple de ceux qui suivent tes préceptes est touchant, et comment ne pas l'imiter! Modestes dans les succès, fermes dans les revers, ils savent également supporter le poids du bonheur et de l'infortune; ils trouvent en eux-mêmes une force moins orgueilleuse que celle de la raison, mais plus solide et plus sûre. La fermeté d'ame qui s'appuie sur l'amour-propre est bien fragile, celle qui a pour base la vertu, est inébranlable. En vain les hommes pervers cherchent à déverser le ridicule sur celui qui sait se préserver de la dépravation générale, leurs plaisanteries échouent contre les belles actions. La multitude, subjuguée par l'ascendant des vertus, leur paie, en respect, les hommages qui leur sont dus ; honteuse de n'en point avoir de réelles, elle en affecte de fausses, et son hypocrisie même est une humiliation qu'elles lui imposent.

Que j'aime à me figurer un empire où tous les hommes s'efforceraient de devenir vertueux ! Je vois les haines s'éteindre, la concorde s'établir, la justice régner, la compassion s'étendre, la vérité honorée, le mensonge proscrit, le crime inconnu, et le bonheur, fruit assuré de tant de biens, couronner un si bel ensemble ! Platon avait fait ce rêve (383), parce qu'il jugeait tous les hommes d'après lui ; c'était le songe d'un homme de bien ; et pourtant si l'on avait la force d'essayer d'une semblable jouissance, on la préférerait bientôt à toutes les autres ; car il est certain que l'homme n'aimerait plus que la vertu s'il la pratiquait davantage. Prouvons donc à ces êtres qui ne voient, dans des jouissances sans faste, qu'une faiblesse indigne d'un cœur ambitieux de

---

(383) Plat. de republ — Barthel. loc. cit., t. 4, p. 259 et suiv.

gloire ; prouvons-leur, dis-je, que la gloire, loin de repousser une telle alliance, en retire au contraire son plus bel éclat !

Il est bien rare de trouver dans le même mortel ces qualités précieuses qui peuvent seules faire l'homme vraiment supérieur. Comment parvenir à réunir des vertus qui semblent s'exclure, la pénétration et le sang-froid, la force d'ame et la douceur de caractère, la patience et la sensibilité, mais surtout le talent et la modestie. Hippocrate sut rapprocher tous ces extrêmes (384). En même temps qu'on admirait son savoir, on bénissait son humanité (385) ; sa prudence était grande, mais il savait la faire céder, sans faiblesse, à des circonstances impérieuses (386). Sa discrétion était telle que, jamais durant le cours d'une pratique aussi étendue, il ne dit ce qu'il avait vu, ni ne répéta ce qu'il avait entendu (387). Il est à la fois l'ami des hommes et l'ami des dieux ; son activité est extrême (388) ; le malade confié à ses soins ne peut trouver l'occa-

---

(384) Hipp. de decent. habit., t. 1, p. 55.
(385) Id. de medico., pag. 45.
(386) Vid. suprà.
(387) Hipp. in præcept.
(388) Id. epidem., lib. 6.

sion de se plaindre de sa négligence ou de lui reprocher quelque oubli.

Qualités qu'il exigeait de ses disciples.

Voyez-le étudier le caractère de ceux qui se présentent pour recevoir ses leçons? Il connaît l'importance de son ministère. Introduire parmi les médecins un homme incapable d'en supporter les devoirs et d'en pratiquer les vertus, c'est commettre un forfait envers l'humanité! il prend donc toutes les précautions nécessaires pour n'admettre aucun disciple indigne de l'art et de lui (389).

Il interroge d'abord le jeune adepte avec une bonté qui inspire la confiance; il se met à sa portée, pour qu'il ne soit pas effrayé de la supériorité du maître, et qu'il puisse s'expliquer avec franchise, parce qu'il est bien sûr d'être écouté avec indulgence.

Il s'assure d'abord de ses forces physiques; car il aura des fatigues à supporter, et que d'ailleurs, comme il le dit en un endroit, *l'aspect d'un médecin mal portant et faible est peu consolant pour le malade* (390).

Il éprouve ensuite son courage; il le rend spectateur d'une opération douloureuse; le

---

(389) Hipp. in jusjur. , t. 1 , p. 43.
(390) Id. , lib. de medic.

malade jette des cris affreux ; l'élève les entend sans émotion ; il ne peut convenir à Hippocrate (391) ; car, comment compter sur son humanité, s'il est insensible aux souffrances des malades ? L'instinct d'un bon cœur est d'être d'abord trop sensible ; c'est au devoir et à l'habitude à pallier ensuite ce que ce sentiment peut avoir de trop vif ! Mais l'homme qui se vante de n'avoir point de sensibilité, annonce moins une ame ferme qu'un cœur féroce !

Mais il poursuit cet important examen : écoutons-le donc attentivement, non pour connaître la capacité de l'élève, mais pour mieux apprécier les vertus du maître. Il sonde successivement le jugement de son disciple : il doit être sain (392) ; son caractère doux et ferme tout à la fois (393) ; son goût pour le travail (394) , naturel, résultant d'une habitude, et non l'élan qui suit un moment d'enthousiasme ; il peut faire beaucoup dans ce dernier cas, il peut tout entreprendre dans le premier (395).

---

(391) Hipp., ibid., p. 45.
(392) Id. in præcept, p. 66.
(393) Id. de decent. habit., t. 1 , p. 59.
(394) Id., ibid., p. 57.
(395) Virgile. *Labor omnia vincit improbus.*

Ses mœurs.

Il est encore une chose plus essentielle aux yeux d'Hippocrate, et qu'il exige impérieusement, parce qu'il ne demande rien qui soit impossible, c'est-à-dire rien qu'il n'ait pratiqué lui-même ; je veux parler ici de la pureté des mœurs et de la délicatesse des sentimens (396). L'homme peut avoir des passions dans sa jeunesse ; c'est un temps d'épreuve. Mais s'il commet une faute, le repentir doit aussitôt la suivre, et la vivacité de ce sentiment, après qu'elle est commise, l'emporter sur l'impétuosité même de la passion, avant de la commettre.

Comment croire à la pureté du cœur avec de mauvaises mœurs, et comment espérer de faire germer les vertus dans un terrain semé de vices ! Jamais Hippocrate n'a violé les lois de la décence ; il est inflexible sur ce point. Introduira-t-il, en effet, sous la garantie de son noble caractère, un homme démoralisé, dans l'intérieur d'une maison ; et à quel chef de famille osera-t-il présenter celui qu'il saurait capable de déshonorer son épouse ou de séduire sa fille (397).

(396) Hipp. de decent. habit., t. 1, p. 55.
(397) Barthel, loc. cit., t. 6, p. 179.

Mais l'aspirant est sorti vainqueur de toutes les épreuves. Hippocrate le serre dans ses bras ; c'est désormais un enfant de plus qu'il possède, car il adopte tous ceux qu'il a conquis au devoir de servir l'humanité. Il le conduit partout avec lui, lui révèle les secrets de la nature et l'initie à ceux de l'art (398). Sûr de son cœur, il n'a plus besoin de lui dicter de préceptes : ses exemples doivent lui suffire !

Sa modestie.—Sa conduite avec ses confrères.

Quels sentimens de reconnaissance s'élèvent dans l'ame du jeune étudiant ! Son amour pour un si bon maître, ne le cède qu'à son admiration ! Il se forme la plus haute idée de ses talens, et il croit l'entendre déjà dicter, en souverain, ses volontés absolues ! Mais quelle est sa surprise, lorsque, loin de le voir parler avec assurance et d'un ton tranchant, il l'entend au contraire s'énoncer avec modestie (399), écouter les avis qu'on lui donne, et ne dédaigner rien de ce qui peut être utile ; parce qu'il sait *qu'au milieu du plus grand savoir, il y a encore plus de disette que d'abondance* (400) ; s'il doute, il l'avoue franche-

---

(398) Hipp. de decent. habit. ibid.
(399) Id. in præcept. , p. 60 et 64.
(400) Id., ibid. , t. 1, p. 65, parag. 7.

ment (401), et demande à s'éclairer de l'opinion de ses confrères ; si supérieur à eux, il sait se mettre à leur niveau, sans avoir l'air d'y descendre. Il écoute avec patience, répond sans détour, reconnaît ce qui est bien, et en fait honneur à celui qui l'a indiqué, écarte ce qui est mal, mais sans jamais blesser celui qui s'est trompé (402). En sortant d'une consultation, on ne sait ce qu'on doit le plus louer ou de ses vastes connaissances, ou de son extrême modestie ; on sent malgré soi sa supériorité, et cependant on l'estime et on l'aime !

Son désintéressement.

Si le but que je me suis proposé n'excluait pas tous les détails qui sont du domaine de l'histoire, qu'il me serait doux de vous le montrer déployant, dans toutes les circonstances de sa vie, les plus grands talens et les plus sublimes vertus. Pour prix des plus signalés services, il n'exige que la reconnaissance (403). Les Abdéritains lui donnent une somme considérable pour être venu à leur secours et à

---

(401) Hipp. in præcept., p. 55.
(402) Id., ibid.
(403) Id., ibid., par. 2, p. 62.

celui de Démocrite ; il la refuse (404). Ah !
Messieurs , ce n'est pas de l'argent qu'il faut
à ce grand homme, c'est de l'honneur. La
gloire peut seule acquitter les services du génie. Voyez-le élevant ses mains bienfaisantes
vers ce ciel qu'il ne doit pas implorer en vain ,
s'écrier (405) : « O dieux ! écoutez la voix
d'Hippocrate ! daignez ouvrir ses yeux à la
vraie lumière , et diriger ses pas dans la carrière difficile qu'il parcourt : purifiez son cœur,
secondez son bras, et permettez-lui de rendre à l'humanité les services qu'elle attend de
lui. »

O nobles vœux d'une ame pure et magna-
nime ! que cette ambition t'élève à mes yeux !
Oui , celui qui ne travaille que pour la gloire ,
sera toujours le plus grand de tous ses rivaux.
Si le sentiment qu'elle fait naître dans l'ame
de celui qui brûle de l'obtenir était coupable ,
les dieux ne l'auraient pas mis dans le cœur de
l'homme de bien , et ses jouissances ne seraient
pas si douces si elles étaient criminelles.

Les honneurs s'accumulent sur sa tête.

Mais les vœux du grand homme sont com-

---

(404) Vie d'Hipp. déjà cit. p. 15.
(405) Ibid. , p. 16.

blés ; les honneurs l'entourent de son vivant ; les Argiens lui érigent une statue d'or (406) ; une couronne du même métal et du poids de mille pièces lui est décernée par les Athéniens (407) ; les bénédictions de ceux qu'il a sauvés l'environnent, et forment autour de lui un concert harmonieux des louanges les plus belles et les mieux méritées. Le peuple d'Athènes, auquel il a fait de grands sacrifices (408), ce peuple si léger devient juste, et immortalise sa reconnaissance en l'égalant au bienfait. Il le met d'abord au nombre de ses concitoyens (409) ; il l'assimile ensuite à Hercule (410) : d'aussi grands bienfaits méritaient une aussi grande récompense. Seul, depuis le héros protecteur, il est initié aux grands mystères (411) ; enfin, dans l'élan d'une reconnaissance qui ne connaît plus de bornes, et dont les excès deviennent pour cette fois légitimes, ce peuple illustre lui accorde de lui-même, et sans y être sollicité, ce qu'il avait refusé à Socrate, le demandant pour prix de ses vertus (412). Prouvant alors combien il met

---

(406) Vie d'Hipp. déjà cit. p. 15.

(407) Leclerc, loc. cit., liv. 3, chap. 31, p. 234.

(408) à (411) Id., ibid.

(412) Plat. Apoll., t. 1, p. 36. Diogen. Laërt, lib. 2, parag. 42.

le médecin de Cos au-dessus du philosophe d'A-
thènes, et guidé sans doute par ce sentiment
invincible qui lui crie qu'il est beau d'inspirer
toutes les vertus, mais qu'il est encore plus
beau de les pratiquer, Athènes ordonne
qu'Hippocrate et sa postérité soient nourris à
perpétuité dans le Prytanée aux frais de la république (413), et elle autorise les jeunes
gens de Cos à venir partager l'instruction qu'on
donne à ses jeunes citoyens (414).

Qui pourrait se défendre d'un mouvement
de joie, en voyant cet homme célèbre recueillir, de son vivant, le prix de ses services!
Qui oserait maintenant blâmer son ambition,
en la voyant satisfaite d'une manière aussi
illustre! Doit-on rougir de désirer des triomphes qui ne coûtent aux peuples que des larmes
de reconnaissance et de plaisir? et n'est-on pas
heureux de voir une république entière payer
les plus grands bienfaits par le plus beau témoignage de gratitude qu'elle puisse donner,
par une récompense nationale?

----

(413) Vie d'Hipp. déjà cit. p. 17. —Leclerc, loc.
cit., 1re part., liv. 3, chap. 31.

(414) Id., ibid.

Ce que l'antiquité pense d'Hippocrate.

Ah ! que dans l'éclat d'un si beau triomphe, son ame dut se reposer avec délices sur le présent ! Que n'entrevit-il, en même temps, la postérité, confirmant les éloges de ses contemporains, lui adresser ses hommages sur ce trône dont il ne devait plus descendre ! que n'entendit-il la Grèce, et le monde entier l'imitant dans son enthousiasme, lui donner le nom de divin (415) ! Pline et Sénèque le proclamer père de la médecine (416) ! Macrobe, poussant l'admiration jusqu'au délire, s'écrier : qu'*Hippocrate ne saurait ni tromper autrui, ni se tromper lui-même* (417) ! Mais sa modestie ne lui aura pas permis de prévoir cette suite continuelle d'ovations. Que dis-je ? et pourquoi cette pensée viendrait-elle nous attrister ici ? Ne jouit-on pas d'avance de la réputation qu'on laisse à sa mort ? Le ciel, qui dans les décrets de son immortelle sagesse, nous expose à tant de chagrins et de traverses sur cette terre, a voulu, par une juste compensation, que l'homme de génie, lors même

____

(415) Vie. d'Hipp. déjà cit. p. 17., chap. 32, pag. 239.

(416) Plin. loc. cit.—Leclerc, loc. cit.—Sen. de Hipp.

(417) Leclerc, loc. cit., p. 240.

qu'il ne recueille que l'ingratitude, pour prix de ses bienfaits, et l'oubli, pour prix de ses travaux, se consolât des maux passagers qu'il endure, par le pressentiment de son immortalité!

Arrivé si hant, je ne dois plus descendre; hâtons-nous donc de couronner cet éloge!

Son amour pour sa patrie.

A tant d'excellentes vertus pouvait-il manquer celle qui les surpasse et qui les engendre toutes? cette vertu sublime, qui fait les Decius (418) et les Léonidas (419)! cette vertu qui est l'idole des grands cœurs, l'amour de la patrie (420)! Flamme divine et sacrée, qui épure tout ce qu'elle touche, qui va jusqu'à produire des excès dans la vertu même! Hippocrate la posséda dans son plus haut degré, et il en donna des preuves aussi glorieuses qu'elles sont irrécusables!

Nous venons de voir ce que les Athéniens firent pour lui, voyons ce qu'il avait fait pour

---

(418) Rollin, Histoire romaine.

(419) Herod., lib. 7, cap. 225.—Diod. Sicul., lib. 2, p. 8.—Plut. apopht., t. 2, p. 225.

(420) Vie d'Hipp. déjà. cit. pag. 17 et 18.—Leclerc, loc. cit., pag 234.

eux, et justifions la récompense par la grandeur du service !

Son dévouement durant la peste d'Athènes.

Une peste affreuse ravage la Grèce, la population des villes et des campagnes est moissonnée comme les épis quit ombent sous la faux du laboureur ; Athènes (421) renferme dans son sein lé redoutable fléau, et le séjour des arts et des plaisirs est devenu celui de la désolation et de la mort ! Hippocrate est là (422); il brave les dangers de la contagion, il montre un dévouement digne de la vénération des siècles ! O ma patrie, tu devais prouver que tu admirais un si bel exemple ; il était réservé à tes enfans d'imiter ce sublime modèle ! Quel'on me pardonne cette exclamation, mon ame n'a pu la contenir !

Il rejette les présens d'Artaxerce, et refuse d'aller en Asie au secours des Perses.

Mais le fléau dévastateur étend au loin son empire ; la peste (423) est devenue le théâtre

---

(421) Thucyd., lib. 2, cap. 47. — Plut in Pericl., p. 171. — Lucret., lib. 6.
(422) Vie d'Hipp.
(423) Plut. in eat. tom. 1.

des horreurs qu'entraîne après soi cette hideuse épidémie ; le grand roi effrayé (424), tremble pour le salut de son peuple et de son empire ; rien ne doit lui coûter pour venir au secours de ses sujets, dans une aussi grave circonstance ! Hippocrate seul peut rendre la santé à ce peuple désolé et triompher de la contagion ! Artaxerce ne craint pas d'humilier sa grandeur. Ce roi qui se faisait appeler le roi des rois (425) ! ce roi, dont un des ancêtres prétendait châtier les élémens révoltés, et donner des chaînes à la mer (426), cet Artaxerce qui parlait avec tant de fierté et de dédain aux Grecs rassemblés pour le combattre (427), est subjugué par l'empire du talent. Il envoie une ambassade magnifique (428), composée des premiers de son royaume, à un simple médecin de la Grèce. Elle vient le supplier de rendre la vie et l'espoir à ce peuple aux abois. Quelle gloire pour l'art et pour un citoyen ! Qu'il est beau de voir tout ce que le monde craint et révère prosterné aux pieds

---

(424) Plut. in eat., tom. 1. — Vie d'Hipp. déj. cit. pag. 16 et 17.

(425) Herod., lib. 6.

(426) Id., lib. 7, cap. 35.

(427) Id., lib. 7, cap. 104.

(428) Vie d'Hipp. déjà cit. p. 13, parag. 2.

d'un savant ! Hippocrate jouit sans doute de
son triomphe ! son grand cœur est fait pour
l'apprécier, mais il sait le surpasser encore,
en refusant les offres qui lui sont faites. Résolu
de résister à la double séduction des présens
et des prières, entouré de ses disciples, il fait
introduire les ambassadeurs (429) : ils étalent
devant lui de riches étoffes ; l'or, les pierre-
ries, les chefs-d'œuvre de l'art lui sont prodigués (430), des promesses plus magnifiques
encore lui sont faites, au nom d'Artaxerce,
s'il consent à venir au secours des Perses ; ses
disciples éblouis regardent ces richesses d'un
œil d'envie, et sentent qu'ils ont plutôt la force
d'admirer leur maître que de l'imiter ! Des
princes, ainsi que les premiers courtisans,
prosternés aux pieds d'Hippocrate, les baignent
de leurs larmes et le supplient de se rendre à
leurs vœux ! Le grand homme, simple et modeste, sans affectation, empruntant toute la
grandeur de la majesté de son action, repousse
d'un bras inflexible les dons qui lui sont offerts,
et d'une voix qui annonce une résolution inébranlable, il dit aux ambassadeurs (431) :
Allez dire à votre maître que je suis assez

(429) à (430) Ibid.
(431) Plut. in eat., t. 1 ; p. 350.

riche, que l'honneur ne me permet pas d'ac-
cepter ses dons, d'aller en Asie et de secourir les ennemis de la Grèce !

Je n'ajouterai rien à une semblable réponse,
je craindrais d'en affaiblir l'effet !

Mais je sens que l'émotion excitée par
tant de beaux faits, ne me permet plus de
continuer sur ce ton ! Arrivée à un certain
ordre de sensations, l'ame n'a plus besoin
de paroles (432), et l'éloquence, même
la plus sublime, est encore pâle auprès de
tant de majesté et de grandeur ! Je vais donc,
d'un seul trait, reproduire devant vous le tableau de tous ses talens et de toutes ses vertus !
C'est Hippocrate lui-même qui va parler, et
en entendant le serment qu'il exigeait de ses
élèves, vous allez voir tout ce qu'il a fait,
puisqu'il a tracé dans cet impérissable écrit,
tout ce que le vrai médecin doit faire. Écoutez donc ce serment solennel (433) !

Son serment.

« Je promets, au nom de l'Être-Suprême,
d'être fidèle aux lois de l'honneur et de la pro-

---

(432) Bossuet, péroraison de l'oraison funèbre du
prince de Condé.
(433) Hipp. in jusjur.

bité dans l'exercice de la médecine. Je don-
nerai mes soins gratuits à l'indigent, et je
n'exigerai jamais un salaire au-dessus de mon
travail. Admis dans l'intérieur des maisons,
mes yeux ne verront point ce qui s'y passe ;
ma langue taira les secrets qui me seront con-
fiés , et mon état ne servira pas à corrompre
les mœurs ni à favoriser le crime. Respec-
tueux et reconnaissant envers mes maîtres , je
rendrai à leurs enfans l'instruction que j'ai
reçue de leurs pères.

» Que les hommes m'accordent leur estime
si je suis fidèle à mes promesses ; que je sois
couvert d'opprobre et méprisé de mes confrères, si j'y manque (434). »

Si j'avais reçu du ciel le don de charmer les
esprits par les prestiges de l'éloquence, je
m'arrêterais ici pour faire ressortir toutes les
beautés que renferme ce chef-d'œuvre de
sentiment ! Mais comment exprimer dignement de si belles idées ! Non, je n'essaierai point de dépeindre l'impression que
fit sur moi ce serment sublime, quand je
fus appelé à le prononcer ! Quelles émotions
produisit dans mon ame cet engagement so-

---

(434) Je transcris ce serment tel qu'on le pro-
nonce à Montpellier.

lennel que je prêtais devant l'image sacrée de son auteur, couronnée par cette inscription qu'une école célèbre a fait placer, avec trop d'orgueil peut-être, mais du moins avec un enthousiasme légitime, au-dessus de sa tête immortelle (435). Je me disais : C'est le langage d'un mortel doué de l'ame la plus noble et la plus pure, qui, après avoir dévoilé par ses écrits les mystères du plus difficile de tous les arts, achève son ouvrage, en dirigeant dans la pratique ceux qu'il a formés pour être à la fois l'objet de l'admiration des savans, et les bienfaiteurs de l'humanité !

---

(435) Olim. Coüs, même Monspeliensis Hippocrates.

FIN.

NOTES.

—

N° 1. (Avant-propos , pag. 9). Je finirai en priant le lecteur, etc.

J'ai souvent entendu dire , même à des personnes qui avaient des connaissances en littérature , et qui venaient de lire le panégyrique de quelque homme célèbre , *l'auteur a oublié de parler de tel fait*, attribuant à un oubli ce qui était l'effet d'une intention du talent.

Outre que les bornes d'un éloge empêchent l'auteur de s'étendre autant qu'il pourrait quelquefois le désirer, il faut encore faire attention que l'exactitude minutieuse à ne rien passer , détruirait souvent l'effet que l'on a désiré de produire. Entre une multitude de belles actions, il y a un choix à faire , c'est là que gît l'art du panégyriste. Il doit présenter son héros dans une position telle qu'il paraisse toujours au-dessus de la classe ordinaire. Or, pour y parvenir, il y a certains détails qu'il faut éviter , et ce qu'on omet tourne à l'avantage même de celui qu'on loue. Les grands orateurs qui ont obtenu la palme du panégyrique, ont toujours mis ce précepte en pratique.

Écoutez Fléchier, faisant l'éloge de Turenne, s'écrier, presque en entrant en matière, et se préparant à suivre son héros dans sa glorieuse carrière : « J'avoue, Messieurs, que je succombe ici sous le poids de mon sujet ; ce grand nombre d'actions dont je dois parler m'embarrasse ; *je ne puis les décrire toutes, et je voudrais n'en omettre aucune.* »

Cette exclamation de l'orateur est devenue un principe qui doit toujours être présent à l'esprit de ceux qui s'exercent dans le même genre. Mis en action dans cette circonstance, il doit faire plus d'impression là que dans un traité didactique sur la matière.

Bossuet, qui célèbre le grand Condé, se garde bien de nous le montrer dans des escarmouches ; il sait trop bien qu'il ne faut pas affaiblir l'intérêt par des répétitions, dont l'éloquence, même la plus sublime, ne peut voiler la monotonie. Il se contente donc d'énoncer les vertus guerrières de son héros, et après nous avoir dit qu'il possède toutes les qualités qui font le grand général, il en fournit la preuve dans une occasion éclatante ; et Condé, triomphant à Rocroy, apparaît à nos yeux sur un théâtre digne d'un tel guerrier.

Je n'ai pas eu la prétention d'imiter de si grands modèles ; mon héros est moins brillant, heureusement pour moi ; mais j'ai dû suivre la même marche, parce qu'elle est la seule vraiment oratoire. J'ai donc choisi, dans la doctrine d'Hippocrate et dans sa vie, ce qui pouvait le peindre aux yeux des médecins comme le plus grand de tous ceux qui ont existé, et à ceux des personnes étrangères à l'art, comme un homme aussi surprenant par ses talens, que recommandable par ses vertus. Je le répète, c'est un éloge que j'ai entrepris, et non une histoire, et ce serait une faute aussi impardonnable de tout dire dans l'un que d'oublier quelque chose dans l'autre. (Voy. Maury, essai sur l'éloquence de la chaire, et Thomas, essai sur les éloges.)

N° 2. (Exorde, page 12.) Cependant dans ces temps reculés, qui furent si fertiles en esprits supérieurs, un homme s'est trouvé, etc.

Ce n'est pas toujours les réputations les plus éclatantes qui annoncent les plus grands hommes ; ainsi Alexandre est connu de tout le monde, tandis qu'Hippocrate, plus grand que lui sous tant de rapports, n'est apprécié à sa juste valeur que par un petit nombre de

personnes. Mais aux yeux des savans, il reprend véritablement son rang, et j'avoue
franchement qu'il me semble impossible de
ne pas admirer un homme qui, placé entre
des contemporains tels que Socrate, Lysias,
Hérodote, Euripide, Cimon, Périclès, Platon
et tous ces hommes illustres qui peuplaient
alors la Grèce, ne le cède à aucun d'eux ni
en talens ni en vertus; surtout lorsque ce
même homme est le créateur d'une des sciences les plus belles et les plus difficiles qui
existent. Il est peut-être le seul écrivain
de cette époque, et je pourrais étendre
cet éloge beaucoup plus loin, dont les erreurs
ne tiennent qu'au siècle dans lequel il a vécu,
et ne font jamais tort aux vérités qu'il a pro-
clamées.

Je ne sais si l'on pourrait être accusé d'exa-
gération en disant qu'Hippocrate est celui de
tous les anciens sages, qui a le mieux connu
le vrai but de la philosophie; j'entends de
celle qui a pour base la vérité et la nature
des choses. En effet, c'est lui qui a fait le premier l'application du raisonnement à l'observation, et qui a commencé par constater ce
qui était pour remonter, par une sage analogie, jusqu'à ce qui pouvait être. Il avait
senti que l'homme ne saurait pénétrer l'essence

intime des choses, qu'il ne peut en apprécier que les propriétés, et qu'ainsi, rechercher cette essence, c'est poursuivre une chimère. Cette vérité nous est trop démontrée par l'expérience, si nous comparons ce qu'il a fait en si peu de temps, grâces à sa méthode, avec ce qu'on a fait depuis, en suivant la route des systèmes.

N° 3. (Exorde, page 12.) La jalousie lui a rendu justice ; la calomnie l'a épargné, etc.

Il est trop vrai, malheureusement, que la jalousie est presque toujours la compagne inséparable du talent, et c'est ce qui doit s'opposer pour jamais à l'intimité des gens de lettres, des savans, des artistes, etc. Aussi on ne peut douter du mérite d'un homme qui occupe un rang distingué dans la science, lorsque ses collègues, à qui ses succès doivent porter ombrage, sont pourtant forcés de lui rendre justice. Hippocrate eut cet avantage, et Gallien fait remarquer que tous ses contemporains, même ceux de l'école de Cnide, dont il blâmait les principes, furent forcés de reconnaître sa supériorité.

En disant que la calomnie l'a épargné, j'ai peut-être été trop loin ; c'est un monstre qui ne dédaigne personne et s'acharne surtout sur

les grands talens. Aussi Pline rapporte-t-il
qu'on l'accusa d'avoir mis le feu à la bibliothèque de Cnide (liv. 3, ch. 3, art. 13), après
avoir dérobé les secrets qu'elle contenait.

On a dit encore qu'il n'avait fait qu'user de
remèdes connus avant lui, et exposés dans les
ex voto du temple d'Esculape.

Ces deux calomnies se détruisent d'elles-
mêmes, et d'ailleurs rien ne prouve qu'on lui
ait fait de semblables reproches de son vivant.
Il est à croire aussi qu'il n'eût pas brûlé impu-
nément la bibliothèque de Cnide. Ce crime,
s'il s'en fût rendu coupable, n'aurait pas eu
une compensation suffisante dans ce qu'il pouvait y gagner. Euryphon a fait connaître les
sentences cnidiennes, ainsi que nous l'avons
dit, et l'on voit clairement quelle différence
il existe entre cette absurdité et la médecine
d'Hippocrate.

Quant à la seconde imputation, on peut
dire que les succès du médecin de Cos n'auraient pas été si notables, s'il n'avait dû à ses
propres moyens la supériorité de ses talens.
Il pouvait, bien plus il devait connaître les
sentences dont il est question, puisqu'il était
de la famille des Asclépiades, et l'on voit
l'usage qu'il en sut faire. Leclerc, dans son
excellente histoire de la médecine, fait re-

N° 5. (Première partie , page 16.) Après avoir séjourné plusieurs siècles chez les Chaldéens et les Égyptiens , les sciences , etc.

Ce n'est pas ici le lieu de suivre les sciences depuis leur origine jusqu'à l'époque qui nous occupe , de montrer leurs révolutions, de prouver que , transportées successivement chez plusieurs peuples , elles ont d'abord fait des progrès plus ou moins rapides , sont ensuite parvenues à un degré de splendeur plus ou moins grand , pour décliner ensuite et disparaître de la terre qui leur avait fourni un asile pendant quelques siècles , et aller illustrer une contrée qu'elles abandonneront de même. Ces transmigrations successives sont un fait d'observation que la simple lecture de l'histoire suffit pour démontrer jusqu'à l'évidence , par le rapprochement des faits. C'est un beau texte à des dissertations morales et politiques , qui, n'étant pas de notre objet, ne nous arrêteront pas plus long-temps. Nous devons seulement faire remarquer, que c'est en effet des Égyptiens que les Grecs reçurent les élémens des sciences. Les habitans de la Grèce vivaient dans un état presque sauvage, quand une première colonie d'Égyptiens parut dans l'Argolide. (Pausanias , lib. 8 , cap. 1)

Ils commencèrent à civiliser ces hommes gros-
siers. Inachus, qui conduisait cette première
colonie environ 1990 ans avant J.-C. , eut la
gloire d'ébaucher cette révolution : Phoronée
son fils la continua. Plusieurs siècles après ,
ces peuples se trouvaient disposés à acquérir
de nouvelles connaissances plus étendues ,
lorsque Cécrops , 1657 ans avant J.-C. , Cad-
mus , 1594, et Danaüs , 1596 avant la même
ère , amenèrent d'autres colonies d'Égypte et
de Phénicie , et apportèrent avec eux les élémens des sciences qui devaient bientôt germer
dans le sol heureux de la Grèce, et porter des
fruits qui devaient, à leur tour, fertiliser tant
d'autres contrées. (Voyez Plat. in Timon, t. 3,
et Clément d'Alexandrie , t. 1.)

N° 6. (*Ibidem*). Tous les genres de gloire
furent épuisés par les Grecs.

Je dois encore rappeler ici la remarque que
j'ai faite plus haut. Il ne faut point chercher
dans le tableau rapide que j'ai tracé, l'exactitude historique; il suffit que les faits qui y sont
rapportés soient vrais, et qu'ils remplissent
mon but ; le lecteur ne peut raisonnablement
en exiger davantage ? je reviens à l'objet de
cette note.

Comment ne pas convenir de cette supériorité obtenue par les Grecs, en ouvrant leurs annales. Pour nous rapprocher de l'époque où vécut Hippocrate, remontons seulement jusqu'à la 49ᵉ olympiade, et nous verrons la Grèce présenter, dans l'espace de cent ans : Anaximandre, quatre cent quatre-vingts ans avant Jésus-Christ ; Ésope, cinq cent soixante-douze ans ; Simonide, cinq cent cinquante-huit ans; Thalès, cinq cent quarante-huit ans ; Anacréon, cinq cent trente-deux ans ; Æschyle, cinq cent vingt-cinq ans ; Pindare, cinq cent dix-sept ans; Sophocle, quatre cent quatre-vingt-dix-sept ans ; Démocrite, quatre cent quatre-vingt-seize ans ; Miltiade à Marathon quatre cent quatre-vingt-dix ans ; Euripide et Hérodote, quatre cent quatre-vingt-quatre ans ; Thémistocle à Salamine, quatre cent quatre-vingts ans, Socrate quatre cent soixante-neuf ans ; Simonide, quatre cent soixante-huit ans ; Aristide, quatre cent soixante-sept ans ; Cimon, quatre cent soixante-un ans avant la même époque, et tant d'autres qu'il serait superflu de nommer ici.

N° 7. (*Ibidem*, page 17). Pindare avait célébré les dieux, Anacréon, etc.

Cette partie est la confirmation de la précédente ; les sciences, les lettres, les arts et la

gloire militaire furent portés au comble. Il est
presque impossible de citer un genre de mérite, sans que le nom de quelque Grec ne vienne
naturellement se ranger à côté, comme celui de
l'homme qui y a le plus excellé. J'étais bien
aise d'établir ce point d'abord, pour montrer
que la médecine partagea le même avantage
chez cette heureuse nation ; Hippocrate, fondant son monument médical au milieu des
trophées dressés par toutes les gloires réunies,
et l'élevant bientôt au-dessus d'eux, m'a paru
un tableau capable de donner une idée convenable de la majesté et de l'étendue de son génie.

Nº 8. (*Ibidem*, page 17). Æschyle et Sophocle faisaient frémir les peuples, etc.

Le lecteur est peut-être surpris de ne pas
trouver joint à ces deux noms celui d'Euripide,
qui a d'autant plus de titres à notre admiration, qu'il a été celui où notre divin Racine
a puisé tant d'exemples, et saisi tant de belles
inspirations. Mais je fais le tableau de l'époque
qui a précédé la 80° olympiade : or Æschyle et
Sophocle vivaient encore à cette époque, mais
ils étaient déjà parvenus au degré qu'ils devaient atteindre ; ils avaient donc jeté leur
plus grand éclat ; Æschyle mourut dans la première année de l'olympiade suivante ; Sophocle
continua de briller au théâtre, et ne mourut

même qu'environ un an après Euripide, dans la quatre cent sixième année avant notre ère, et personne n'ignore le triomphe qu'il obtint contre un fils dénaturé, en lisant au public rassemblé, son OEdipe à Colonne qu'il venait de terminer à l'âge de plus de quatre-vingts ans; mais je le répète, il était connu avant la 80ᵉ olympiade, il ne fit que se soutenir. Euripide existait bien à la même époque; il avait vingt-quatre ans, étant né dans la quatrième année de la 73ᵉ olympiade, c'est-à-dire quatre cent quatre-vingt-quatre ans avant J.-C. Mais il ne remporta son premier prix que dans la troisième année de la 84ᵉ olympiade, quatre cent quarante-deux ans avant J.-C., c'est-à-dire dix-huit ans après la naissance d'Hippocrate. J'ai donc dû le ranger parmi ceux qui étaient appelés à illustrer le siècle qui commençait, et non parmi ceux qui s'étaient distingués dans celui qui venait de finir.

N° 9. (*Ibid.*, page 19.) Thalès de Milet fut le fondateur de cette science qui, etc.

Thalès est, en effet, le plus ancien des philosophes connus (*Voyez* Barthélemy, Voy. du jeune Anach., tom. 1, pag. 67). Il commença, suivant Pausanias, à donner les premières notions de physique. Il fut appelé par les Lacédémoniens pour les purifier : c'était la fonction des devins et des physiciens, à cette époque. Il fut aussi le premier qui donna quelques principes informes de physiologie. Il jouit d'une grande réputation, et forma des élèves qui portèrent très-loin la science dont il était l'inventeur. Il suffit, en effet, de nommer parmi ceux-ci Pythagore, qui fut à son tour le maître d'Empédocle, de Pausanias, d'Alc-mæon, d'Épicharme, d'Eudoxe, de Timée, de tous les philosophes·médecins, si l'on peut honorer de ce nom des hommes qui croyaient devoir, dans le système des connaissances générales qu'ils embrassaient, donner quelques idées incohérentes sur la nature de l'homme, sans chercher à appliquer directement ces recherches au traitement des maladies ou à la conservation de la santé.

N° 10. (*Ibidem*, page 20.) Samos donne le jour à l'un des plus célèbres et des plus vastes génies de l'univers, à Pythagore.

Pythagore naquit à Samos, dans la première année de la 45e olympiade, c'est-à-dire environ six cents ans avant notre ère. Après avoir voyagé pendant plusieurs années, trouvant, à son retour, sa patrie asservie par Polycrate, il passa en Italie, et y établit la fa-

meuse école de Crotone. Il n'écrivit presque
rien (*Voy*. Plut. de fort. Alex., tom. 2,
pag. 328), et cependant ses disciples, qui le
respectaient comme un dieu, restèrent fidèles à sa doctrine pendant un grand nombre
d'années, et la propagèrent dans beaucoup
de pays. Ce que l'on sait de plus positif sur
cette matière, c'est qu'il fondait sur la puissance de certains nombres l'harmonie générale
de l'univers. Ce n'était peut-être qu'une allé-
gorie, et l'on peut avoir eu tort de prendre à
la lettre ce qu'il ne donnait, sans doute, que
comme l'image abrégée de son système. Il est
certain que, d'après les écrits de ses disciples
qui ont publié ses idées, il en avait de grandes et de sublimes sur plusieurs points de la
philosophie. Cependant on lui a reproché un
grand nombre de superstitions puériles. Je ne
parle pas ici de la proscription des viandes ;
ce précepte tenait peut-être plus à l'hygiène
qu'à la morale ; cette défense, qu'il avait étendue à certains légumes, peut encore reconnaître la même cause ; mais on a dit qu'il re-
commandait à ses élèves d'avoir une grande
vénération pour le chou, par exemple. Le secret que ses disciples gardaient sur leurs entretiens intimes, et les règles de conduite que
leur imposait leur institut, mal connues du

vulgaire, ont pu donner lieu à de fausses interprétations d'actions, peut-être fort naturelles d'ailleurs. Cependant, comme il avait
emprunté beaucoup aux prêtres égyptiens
dans ses voyages, et que de semblables superstitions étaient en usage chez eux, il peut
bien en avoir transporté quelques-unes dans
son école.

Le savant Barthélemy, dans son bel ouvrage intitulé : Voyages du jeune Anacharsis (tome 6, pag. 200 à 224), a consacré
un chapitre entier à renverser , d'après
le témoignage des auteurs les moins sus-
pects, les fausses idées généralement ré-
pandues sur ce philosophe et sur sa doctrine.

Nous y renvoyons le lecteur, en l'avertissant
qu'il ne trouvera nulle part rien de plus soi-
gné, et surtout de plus ingénieusement pré-
senté sur cette matière, que le dialogue qu'il
a mis dans la bouche d'Anacharsis et dans
celle d'un pythagoricien qu'il rencontre, par
hasard , dans une réunion où se trouvent également quelques philosophes d'une autre secte.

N° 11. (*Ibidem*, page 20.) Ce fut au milieu d'un peuple de fous que naquit le plus
sage des hommes.

Socrate a été, sans contredit, le plus grand

des philosophes de l'antiquité , si la philosophie consiste essentiellement dans la connaissance de la vérité et dans la sublimité des
principes. Il reconnut l'existence d'un être supérieur et intelligent qui préside à tout ce qui
se fait dans l'univers. Hippocrate admit ce
même pouvoir, et je n'ai osé décider s'il avait
emprunté l'idée de Socrate, ou si ses propres
réflexions la lui avaient suggérée. Je m'arrêterais volontiers à cette dernière opinion , en
voici la raison : Hippocrate, lors de la peste
d'Athènes, qui eut lieu quatre cent trente
ans avant notre ère, avait lui-même trente
ans. Socrate plus âgé que lui de dix ans , il
est vrai, avait déjà propagé ses dogmes phi-
losophiques, dans des entretiens publics, depuis plusieurs années. Mais Hippocrate, qui
jouissait déjà , à cette époque, d'une grande
réputation , avait, lorsqu'il vint à Athènes,
reconnu nécessairement le principe dont il
s'agit bien long-temps avant, puisque c'est
sur lui que repose sa doctrine, et que l'on ne
peut nier que cette même doctrine n'ait servi,
à son tour, de base à sa pratique, et que c'est
cette alliance qui devint l'origine de ses prodigieux succès. Au surplus, ce qu'il nous importe le plus de savoir, c'est que le médecin
de Cos admettait le même principe que le philo-

sophe d'Athènes, et qu'il en déduisit les mêmes conséquences, qu'il appliqua à la pratique.

N° 12. (*Ibidem*, page 21.) On peut, en deux mots, résumer la position de la Grèce à l'époque qui va nous occuper.

Il est certain que si j'avais eu la prétention de tracer un tableau exact de l'état de la Grèce, vers ce temps, j'aurais été contraint d'entrer dans des développemens nombreux qui m'étaient interdits par mon sujet et par sa forme. Cependant, j'engage le lecteur à se re-porter en idée à cette période glorieuse de l'histoire du peuple grec ; c'est peut-être la plus intéressante de toutes. Les sciences et les arts furent portés, sous Périclès, à la perfec-tion qu'il était permis d'atteindre ; je sais bien que de cette même époque date aussi la déca-dence de ce même peuple ; mais, lorsqu'on en est arrivé au point de ne pouvoir plus avan-cer, il faut bientôt que l'on recule. Il en est, à cet égard, des peuples comme des individus. Je partage, pour mon compte, l'opinion de Barthélemy qui dit (loc. cit., t. 1, p. 241) : « Je pense que de temps en temps, peut-être même à chaque génération, la nature répand sur la terre un certain nombre de talens, qui restent ensevelis lorsque rien ne contribue à les développer, et qui sortent d'un profond sommeil, lorsque l'un d'entre eux ouvre, par hasard, une nouvelle carrière. Ceux qui s'y précipitent les premiers partagent, pour ainsi dire, les provinces de ce nouvel empire ; leurs successeurs ont le mérite de les cultiver et de leur donner des lois ; mais il est un terme aux lumières de l'esprit, comme il en est un aux entreprises des conquérans et des voyageurs. »

N° 13. (*Ibidem*, page 22.) Livrée jusques-là à l'empirisme le plus aveugle, etc.

Avant Hippocrate, comme nous l'avons dit, les philosophes discouraient, et les Asclé-piades agissaient. Les premiers, en effet, se contentaient de faire des raisonnemens à perte de vue, sans s'inquiéter de leur donner pour fondemens des faits certains. Cela leur importait peu, parce qu'ils n'appliquaient pas leurs principes théoriques au traitement des malades ; c'est assez dire le cas que l'on doit faire de semblables spéculations qui ne sont permises que lorsqu'elles ont un but utile.

La pratique de la médecine était donc tout entière entre les mains des seconds, et ceux-ci se contentaient d'observer la simple analogie des faits, pour appliquer empiriquement plusieurs traitemens exclusifs, qui consistaient

en quelques manœuvres ou en quelques pratiques, dont ils se réservaient soigneusement le
secret. La médecine était ainsi livrée à l'empirisme, ou plutôt elle n'existait pas. Aussi,
sans nous arrêter aux temps fabuleux qui ont
précédé et même suivi la guerre de Troie,
jusqu'à celle du Péloponèse, nous ferons
observer que Pline, plus près que nous de cette
époque, et qui avait pu avoir quelque connaissance des écrits d'Eratosthènes, de Phérécyde, d'Apollodore, etc., que nous avons
perdus depuis, dit (liv. 29, chap. 1er) :
*Sequentia medicinæ a trojanis temporibus mi-
rum dictus in nocte densissimá latuere, usque
ad peloponesianum bellum; tùm eam in lucem
revocavit Hippocrates.*

Ainsi donc, les anciens eux-mêmes avaient
rendu à Hippocrate ce témoignage, que
c'était lui qui avait le premier appelé l'attention sur la médecine, car c'est là le sens que
j'attache à l'expression de *in lucem revocavit*;
car il ne pouvait être le restaurateur d'un art
qui n'existait pas encore. C'est lui seul qui,
guidant l'expérience par le raisonnement, fut
le véritable créateur de la science; cela est si
vrai, que, depuis lui, on peut suivre avec exactitude ses progrès, ou plutôt ses révolutions.
On l'aurait pu de même avant lui si elle eût

marquer que c'était plutôt les prêtres d'Esculape qui avaient volé Hippocrate lui-même ;
car les malades auxquels ils prescrivirent les
formules qu'on l'accuse d'avoir dérobées, vivaient postérieurement à Hippocrate. (Leclerc, 1ʳᵉ part., liv. 3, ch. 32, p. 241.)

L'absurdité de ces calomnies en détruit donc
tout l'effet ; et comme elles sont les seules qu'on
ait osé hasarder contre lui, j'ai cru pouvoir
dire que la calomnie l'avait épargné, puisqu'en
effet *il n'en est rien resté.*

(*Beaumarchais a dit : Calomnions, il en
restera toujours quelque chose.*)

Nº 4. (Exorde, p. 14.) J'aurais voulu, etc.

Je me suis efforcé de faire ressortir le principal mérite d'Hippocrate, qui consiste, selon
moi, dans l'établissement d'une doctrine fondée sur l'observation, et d'une théorie qui ne
saurait égarer le praticien. Je n'ai pu suivre le
médecin de Cos pas à pas. J'en ai exposé les
raisons plus haut ; j'ai énoncé seulement les
résultats importans, en indiquant toutefois
comment il était parvenu à les obtenir. J'aurai
assez fait, si je donne au lecteur l'envie de
connaître les œuvres de ce grand homme.

existé , puisque nous possédons des faits po-
sitifs sur d'autres matières bien antérieures à
cette époque. La cause de ce grand vide qui
est resté dans l'histoire de l'art pendant huit
siècles environ , tient , suivant la judicieuse
remarque de Leclerc (Hist. de la méd. , ch. 1,
p. 69) : « A ce que la science , de tous ceux
qui l'ont exercée pendant tout cet intervalle ,
ayant été renfermée dans les bornes du simple
empyrisme (*Cels. præf. , lib.* 1), ils se contentaient de connaître certains remèdes que
l'expérience leur avait fait voir être propres à
certaines maladies , sans raisonner ni sur la
cause de ces maladies , ni sur l'action des remèdes , de manière que ces mêmes remèdes
passant de père en fils , comme par une tradition manuelle , et ne sortant point de la famille , il n'était pas nécessaire de rien écrire
sur ce sujet. »

N° 14. (*Ibidem* , p. 24.) Le besoin de médecins était donc moins sensible alors que , etc.

Voici un des grands argumens des détracteurs de la médecine. Les anciens n'avaient
pas de médecine , comme le prouve l'histoire ,
et cependant , à cette époque, on ne voit pas
que la mortalité fût plus considérable que de
notre temps : donc les médecins sont inutiles.

(183)

On pourrait leur faire sur-le-champ une réponse assez difficile à détruire. Vous dites que les médecins sont inutiles ; donc ils sont nuisibles : or, s'ils ne sont pas nuisibles, ils sont utiles, et je le prouve. Vous ne pouvez nier, en effet, que les substances qu'ils emploient ont une grande activité ; si donc ils ne guérissent pas, il doivent faire empirer le mal. Mais, de votre aveu, la mortalité n'a pas augmenté, et cependant les causes de mort sesont multipliées ; donc les médecins agissent d'après des lois positives, et l'art d'après lequel ils administrent leurs médicamens est réel ; donc ils ne sont pas nuisibles, donc ils sont utiles.

Bannissons ces discussions puériles et montrons plus de bonne foi. Il n'est, en effet, personne qui ne sente que les anciens peuples qui étaient exempts de la plupart de nos habitudes et de nos vices, qui vivaient librement et sobrement, étaient nécessairement moins sujets à un grand nombre de maladies que nous. Aussi n'est-il pas étonnant qu'à ces époques reculées, le besoin de médecins ne se soit pas fait sentir. Mais, depuis que l'habitation dans des villes malsaines, la nourriture, les vices de toute espèce sont venus dégrader l'humanité, on a dû sentir la nécessité d'avoir des hommes qui pussent dicter des lois de salubrité générale, en même temps qu'ils venaient au secours des particuliers atteints de telle ou telle maladie. L'instinct indique d'ailleurs de lui-même la nécessité de la médecine; c'est une proposition désormais incontestable, et l'expérience prouve le besoin de médecins dans l'état actuel de notre civilisation. Les preuves qui serviraient à démontrer cette proposition sont superflues, et chacun de nous est à même d'apprécier tous les jours cette nécessité, tant pour son intérêt personnel que pour l'intérêt de l'État.

C'est justement parce que l'homme, dans un état de vie libre et simple, quoique sujet à un grand nombre de maladies, n'en contracte que rarement d'essentiellement mortelles, et que presque toutes guérissent par les seuls efforts médiateurs de la nature, qu'il est plus besoin de médecins dans la société, où ces maladies ont pris une physionomie différente, qui les rend souvent plus graves, et qui en augmenterait encore le danger, si un traitement approprié ne le ramenait promptement à leur simplicité primitive.

N° 15. (*Ibid.* p. 24.) Les malades avaient tourné leur confiance vers les oracles.

L'homme qui n'a point été gâté par des raison-

nemens dangereux , en vertu d'une sorte d'inspiration qu'il ne saurait définir, dès qu'il souffre,
demande aussitôt des secours au ciel. Je ne
veux tirer aucune induction de ce fait , je me
contente de dire qu'il existe.

D'un autre côté, l'esprit humain a toujours
une tendance naturelle vers le merveilleux.
Lorsque l'on vient d'être guéri par quelqu'un ,
on n'est pas éloigné de croire qu'il possède un
pouvoir surnaturel qui lui donne un empire si
marqué sur nos maux. Les prêtres anciens ,
qui n'avaient aucune idée de la vraie médecine , et qui ne connaissaient que l'emploi d'un
certain nombre de substances tirées pour la
plupart du règne végétal, durent craindre que
le peuple ne cessât de les consulter, ce qui eût
été une grande perte pour eux, lorsqu'ils con-
naîtraient les substances qu'ils employaient. Ils
favorisaient donc la tendance des esprits vers
la superstition , et pour rendre d'abord leurs
ordonnances plus sacrées , ils les mirent dans
la bouche d'un dieu. Ils y joignirent ensuite
certaines pratiques extraordinaires, et le malheureux qui vint réclamer leur secours, se
hâta d'attribuer sa guérison , plutôt à une cause
surnaturelle, qu'à l'effet d'une plante qui s'offrait tous les jours sous ses pas , et qu'il n'a-

vait qu'à cueillir et à employer comme on le lui disait.

Hippocrate, qui venait parler la langue de la vérité, et qui ne craignait pas que l'on usurpât son secret, parce que la médecine n'existait pas pour lui dans la propriété exclusive des substances, mais dans le mode de les employer, Hippocrate, le plus pieux des hommes, s'éleva contre ces superstitions. Malheureusement, il ne parvint pas à les détruire tout-à-fait : il avait à lutter contre un penchant et il n'opposait que la vérité au merveilleux. Or, il faudrait bien peu connaître l'esprit humain pour ne pas voir qu'il préfère toujours le dernier à la première. Cependant, il réussit à faire ouvrir les yeux aux gens sensés ; c'est tout ce qu'il désirait ; ses succès devaient tôt ou tard lui ramener le vulgaire. Il sentait trop bien, d'ailleurs, comme il l'a dit lui-même, que le peuple aime toujours de préférence, ce qui lui paraît surnaturel, et que, par malheur, les plus raisonnables et les plus judicieux, deviennent souvent d'une crédulité inexplicable, lorsqu'il s'agit de leur santé. S'il n'en était pas ainsi, l'empire des charlatans et des jongleurs serait bientôt fini, et rien n'annonce encore qu'il touche à son terme !

N° 16. (*Ibid.* page 27.) L'incertitude de tous ces principes et l'absence d'une théorie seulement raisonnable, etc.

Il est évident que la médecine, purement empirique, ne peut passer pour la vraie; ceux qui pourraient révoquer en doute cette proposition, en trouveront la démonstration dans l'histoire d'Hippocrate. En effet, avant lui, la médecine était livrée à l'empirisme exclusif, et elle ne fit aucun progrès; à peine soupçonnait-on son existence. Hippocrate paraît; il coordonne les faits d'après l'observation, il raisonne sur ces faits, obtient des résultats; mais avant de les proclamer comme principes, il en constate l'exactitude par de nouvelles observations. Certain désormais de posséder une théorie basée sur la nature même des choses, il crée une science, et les progrès rapides qu'il y fait lui-même sont les garans de ceux que l'on doit y faire en suivant sa méthode.

N° 17. (*Ibid.* page 28.) C'est la médecine qu'il a résolu d'éclairer par la philosophie.

Ce fut une grande et sublime idée du père de la médecine, que celle de séparer cet art de la philosophie, et de transporter, au contraire, la philosophie elle-même dans l'art de guérir, elle qui avait la prétention d'embrasser toutes les sciences. Hippocrate eut non-seulement à vaincre une routine, chose si difficile ; mais il lui fallut encore toutes les ressources d'un génie et d'un jugement comme le sien, pour exécuter une semblable idée.

Il s'aperçoit, en observant la nature, que le domaine de la médecine est immense ; que seule elle peut et doit observer tous les moyens d'un homme capable d'ailleurs de cultiver les sciences. Il commence donc par l'isoler ; mais il a reconnu que le raisonnement seul peut lui faire faire des progrès, il pose aussitôt des limites à la philosophie elle-même, en la réduisant à l'art des raisonnemens. Il en sépare donc toutes les sciences accessoires, et après l'avoir réduite à ses plus simples élémens, il s'applique à en approfondir l'essence, et c'est, éclairé de son flambeau, qu'il pénètre dans le dédale obscur qu'il a dessein de parcourir. Il y porte une lumière pure, qui lui fait distinguer une multitude de choses ignorées ou négligées avant lui. Riche des faits qu'il a conquis, il ne se hâte pas trop d'en tirer des inductions qui pourraient l'égarer ; il s'est accoutumé à raisonner juste. Il applique donc cette précieuse faculté à une science qui touche de si près à l'humanité, et dans laquelle des erreurs fondamentales le conduiraient à des résultats d'autant plus dangereux, qu'il a le projet de faire l'application de ses principes à l'humanité souffrante, parce que c'est pour être utile qu'il veut être savant.

N° 18. (*Ibidem*, page 29.) C'est autant qu'il remplit ces fonctions qu'Hippocrate le considère et lui donne le nom de *Nature*.

Hippocrate, en réfléchissant sur la série des actes successifs qui se manifestent dans les mouvemens du globe, n'avait pu s'empêcher de penser que la régularité même de ces actes et leur parfaite harmonie, pour concourir à un même but, démontrait un principe supérieur et intelligent qui dirigeait tous ces mouvemens, et il avait donné à ce principe le nom de *Dieu!* (*Voy*. OEuvres posthumes de Frédéric II, roi de Prusse, tome 3ᵉ, pages 143 et 144).

En remarquant chez l'homme une succession de phénomènes aussi merveilleux, il ne put, sans inconséquence, se refuser à reconnaître un principe analogue au premier, dont il n'était qu'une modification, qui préside à l'accomplissement des fonctions soit en santé soit en maladie. C'est à cette modification du grand principe qui régit l'harmonie universelle, qu'il avait donné le nom de *Nature*.

Il avait sans doute poussé trop loin l'idée qu'il se faisait de ce principe, en lui accordant la volonté d'agir dans telle ou telle circonstance ; mais, dans l'enthousiasme de sa découverte, n'est-il pas excusable d'avoir cru distinguer une intelligence dans des actes qui succèdent avec une régularité aussi surprenante ?

Les modernes, en adoptant son idée, l'ont cependant fait rentrer dans ses vraies limites. Le *theïou*, le *divinum quid*, l'*impetum faciens*, l'*archée*, le *principe vital*, etc., ne sont autre chose que la *nature* d'Hippocrate. On a simplement constaté les bornes où s'arrête la puissance de ce principe, et l'on s'est convaincu que, lié à l'organisation, il est forcé de coopérer à tous les actes qui sont produits soit par les fonctions se faisant régulièrement, soit par les fonctions dérangées, indépendamment de toute volonté personnelle, mais en vertu des lois imposées primitivement à l'économie humaine.

Barthez a encouru le même reproche qu'Hippocrate, suivant quelques médecins. On l'a, en effet, accusé d'avoir attribué à son *principe vital*, des facultés qui annonceraient qu'il jouit d'un pouvoir arbitraire. Nous pensons, et nous sommes en cela de l'avis de M. Lordat (Leçons de physiologie) qui a recueilli de sa propre bouche les élémens de sa doctrine, qu'il développe lui – même si bien dans ses cours. Nous pensons, dis-je, que les mots seuls ont causé cette fausse opinion sur les idées du fameux chancelier de la faculté de Montpellier. L'imperfection du langage a forcé l'immortel auteur de *la Science de l'homme*, à se servir d'expressions métaphoriques pour rendre ses pensées, et on les a prises trop au pied de la lettre. Ainsi, par exemple, quand il dit que : Si l'économie est lésée dans telle ou telle partie, le principe vital *attentif* est aussitôt prêt à entrer en action ; il ne faut pas prendre le mot *attentif* dans toute la rigueur de son acception. Mais il a cru qu'il ne pouvait mieux exprimer que par ce mot, la simultanéité de l'action nuisible avec le mouvement médicateur de la nature. Citons encore un autre exemple :

Lorsqu'il a fait observer que, dans certaines maladies, une révulsion adroitement excitée forçait quelquefois le principe vital d'abandonner son premier travail momentanément, mais qu'il y revenait ensuite, dès qu'il cessait d'être *distrait*. C'est ainsi qu'une phthisie se trouvant pour quelque temps suspendue par la grossesse ou par l'allaitement, reprend toute son activité après l'accouchement ou le sévrage. C'est encore ainsi qu'une tumeur squirrheuse, qui marche rapidement vers la dégénérescence cancéreuse, paraîtra quelquefois suspendue par un travail indispensable, qui appelle toute l'*attention* du principe vital, par une fracture, je suppose. Mais, après que le cal est parfaitement consolidé, le principe vital revient à son premier travail, et le conduit bientôt à sa terminaison funeste. On n'a pas manqué de dire que Barthez, à force de méditer sur son principe vital, l'avait personnalisé dans son esprit, et qu'il en avait fait un être réel et indépendant du reste de l'économie, au lieu de s'apercevoir qu'il n'avait affaire qu'à une de ses lois organiques. Je me contenterai de répondre qu'il lui eût été presque impossible d'employer d'autres expressions, pour bien rendre les faits qu'il voulait mettre sous les yeux des physiologistes. Je suis donc convaincu que les mots seuls sont coupables ; mais, je ne puis mieux faire, pour forcer le lecteur à partager ma conviction, que de le renvoyer à son éloquent apologiste (*Voy*. Lordat, exposition de la doctrine médicale de Barthez. Paris, 1818).

N° 19. (*Ibidem*, p. 31.) La conquête de cette vérité est sans doute la plus belle que l'homme ait faite dans le domaine des sciences.

On ne saurait en douter, quand on songe que c'est elle qui a servi de base à la doctrine d'Hippocrate, qui à son tour en a servi elle-même à la science. Elle a donc été l'origine et la source des découvertes de ce grand homme; et si l'on convient qu'il soit arrivé au point où je l'ai montré, on ne pourra se refuser à reconnaître l'importance du principe qui l'y a conduit.

La note précédente peut encore servir de commentaire à celle-ci. Les noms divers imposés à ce principe ne l'ont nullement altéré dans son essence, et les auteurs, en changeant le mot, n'ont pas changé la chose. C'est donc un motif de plus d'admirer le vieillard de Cos, quand on voit que tant de médecins célèbres, et qui méritent notre respect à plus d'un titre, ont adopté ses idées, et ont pensé que hors de-là il n'y avait point de médecine.

Cependant, parmi ceux qui ont admis ce principe, nous voyons les hommes les plus illustres de l'antiquité et des siècles modernes. Ces derniers surtout avaient été à même d'acquérir des notions bien plus certaines que le, médecin de Cos sur l'organisation, d'abord et ensuite sur l'ordre des fonctions physiologiques, et pourtant tous unanimement reconnaissent la vérité de la doctrine médicale d'Hippocrate. C'est ce qui m'a fait dire que s'il eût pu posséder les connaissances que la suite des siècles, et des facilités qu'il n'avait pas, nous ont fait acquérir, il n'aurait pas songé à changer de système, mais qu'il eût perfectionné le sien.

On avait reconnu l'importance du résultat : devait-on méconnaître les avantages et la sûreté de la route qu'il avait suivie pour les obtenir ? L'observation et le raisonnement, appuyé sur elle, l'avaient conduit là : il fallait les employer sans relâche et ne jamais s'en écarter. C'est ce qu'on n'a pas fait, et il est impossible à l'homme de bonne foi de nier que c'est là la cause unique et véritable du vide immense qui nous est resté de tous ces systèmes et de toutes ces théories établies à grands frais et avec tant d'emphase. Nous nous réservons d'en fournir les preuves détaillées dans un ouvrage *ad hoc*, dont nous amassons les matériaux depuis long-temps.

Nous confirmerons dans un instant ce que nous ne faisons qu'énoncer ici, en examinant combien de fois, depuis Hippocrate, les sysrêmes ont fait sortir la médecine de la bonne route.

J'engage au surplus le lecteur à consulter et à méditer l'ouvrage que le docteur Banker a publié, sur la conformité de la médecine ancienne et moderne, ou la comparaison de la pratique d'Hippocrate avec celle de Gallien, Sydenham et Boerhaave. Il verra que l'auteur, dans cet excellent traité, soutient l'opinion que j'adopte ici, et qu'il l'établit sur des faits incontestables.

N° 20. (*Ibidem*, p. 32). C'est pourtant ce que l'on a pu voir souvent depuis Hippocrate, etc.

Pour prouver la vérité de ce que j'avance, il suffit de jeter un coup-d'œil rapide snr le sort de la médecine clinique pendant le cours des siècles qui se sont écoulés depuis Hippocrate jusqu'à nos jours.

Praxagore, qui vint après le médecin de Cos, étendit trop les subtilités du raisonnement : des égaremens dans la pratique en furent la conséquence, car il prescrivait les vomitifs presque exclusivement dans tous les cas.

Environ cent cinquante ans après Hippocrate, Crysippe attaqua de front la médecine dogmatique.

Philinus et Sérapion, qui vinrent ensuite,

proscrivirent, au contraire, ce raisonnement, et cherchèrent à replonger la médecine dans le chaos dont le génie d'Hippocrate l'avait tirée.

Bientôt Asclépiades lui porta un nouveau coup en la réduisant tout entière à la recherche des causes ; il ouvrit la porte, par cette fausse direction donnée à l'étude de l'art, à une foule d'erreurs qui nous menacent d'une nouvelle irruption depuis quelques années qu'un pareil système a été remis en vogue.

Thémison et Thessalus, qui lui succédèrent, continuèrent à entretenir le schisme ; et, par une inconcevable impudence, ils prétendirent enseigner la médecine en *six mois*.

Enfin Athénée parut, et ce fut le premier qui s'efforça de faire remonter la médecine dogmatique sur son trône.

A peine sortie du précipice, elle y fut replongée, en partie par la faute d'Arétée, de Soranne, etc.

Nous voici arrivés au premier siècle de l'ère chrétienne.

Celse, qui vécut vers ce temps, mériterait de passer pour un des plus dignes successeurs d'Hippocrate, par le choix qu'il fit de ce qu'il y avait de meilleur dans les divers auteurs, s'il n'avait paru pencher un peu trop du côté de la secte des méthodistes.

Heureusement que vers la même époque parut Cœlius Aurelianus, qui peut passer pour un des restaurateurs de la vraie médecine.

Par une nouvelle révolution, ses successeurs, jusqu'à Gallien, s'occupèrent plus des combinaisons des médicamens, que de la véritable observation. Tels furent Julius Bassus, Nigers, Andromaque, Petronius, etc.

Cependant quelques médecins, parmi lesquels on cite Protianus, Archigènes, Criton, Sabinus, etc., conservaient le dépôt de la médecine dogmatique, lorsque Gallien naquit à Pergame. Il vint à Rome, y acquit une immense réputation, et quoiqu'il eût commis des erreurs préjudiciables à ses successeurs, il remit cependant en honneur la médecine hippocratique : c'est la seconde époque de sa splendeur dans l'antiquité.

Tel est le tableau succinct des révolutions auxquelles la médecine clinique fut exposée chez les anciens. Passons aux temps intermédiaires pour arriver aux derniers siècles.

Alexandrie était devenue, après la décadence de Rome, le centre et le chef-lieu des arts, des sciences et des lettres : la médecine dogmatique y florissait.

Oribase étendit et développa la doctrine d'Hippocrate, d'après la méthode de Gallien.

Aëtius qui lui succéda, donna le signal d'un nouveau schisme en introduisant, contre les principes du père de la médecine, certaines superstitions dans la pratique ; telle que celle, par exemple, de réciter une oraison particulière pour faire rendre un os imprudemment avalé.

Alexandre de Trallers remit bien vite en honneur la bonne doctrine, sujette, depuis trois cents ans, à tant de variations et de vicissitudes.

A l'époque où parut Mahomet, c'est-à-dire vers le milieu du septième siècle, la bibliothèque d'Alexandrie fut brûlée pour la seconde fois par les Sarrasins, et la médecine, ainsi que toutes les autres sciences, tomba bientôt en décadence.

Cependant les Arabes n'avaient sauvé de tant de trésors dévorés par les flammes que quelques livres des médecins grecs, et c'est ce qui préserva notre art d'un anéantissement total ; car comment espérer revoir un Hippocrate ?

Bagdad devint, à son tour, la capitale des sciences. Aaroun al Raschild, ce célèbre protecteur des savans, y créa une école de médecine, et fit traduire les livres grecs échappés à l'incendie.

Mesnè se distingua dans ce travail, et la médecine dogmatique, grâces à la protection des Abassides, vit renaître son empire et sa gloire, dont Rhasès, par une pratique éclatante et des écrits profonds, augmenta encore l'étendue et l'éclat.

Avicennes ne sut pas hériter de ses talens, en héritant de sa réputation ; il ébranla l'édifice médical, et la postérité lui serait peut-être encore plus sévère, si elle ne lui devait la découverte de la distillation.

Avenzoar qui le suivit, par un heureux contraste rendit à la doctrine toute sa pureté.

Mais bientôt, au grand regret des amis de la science, Averrhoës transporta dans la médecine toutes les subtilités de la philosophie d'Aristote, et porta ainsi un coup funeste au dogme médical.

Ce fut alors que l'empire des Arabes fut renversé ; et la Gaule eut le bonheur de servir de refuge à quelques-uns des savans échappés à la fureur des révolutions.

Charlemagne favorisa tous ceux qui voulurent rétablir l'étude de la médecine, et fonda l'école de Salerne. Mais, à cette époque, les prêtres étaient les seuls gens lettrés, et les uniques dépositaires de quelques notions détachées, prises sans ordre et sans suite, dans des livres mal traduits.

Les croisades auxquelles on a reproché d'avoir causé tant de maux, produisirent au moins un bien pour la science, ce fut la conquête de quelques livres grecs et arabes, qui se retrouvèrent dans l'Orient, et qui furent aussitôt médités et commentés par une foule de savans.

Dans le treizième siècle, Guillaume de Salicet écrivit sur l'art de guérir avec quelque distinction ; lorsqu'enfin Albert-le-Grand, en France, et Roger-Bacon, en Angleterre, en imprimant à cette science une nouvelle direction, donnèrent l'impulsion aux progrès que toutes les autres allaient devoir à cette nouvelle méthode.

C'est vers ce temps que l'école de Montpellier fut fondée ; la médecine des Arabes y fut publiquement enseignée, avec un tel éclat que, dès-lors, cette école put être considérée comme dépositaire de la vraie doctrine.

Bazile Valentin, dans ce même siècle, avait fait quelques découvertes en chimie, et enrichi la matière médicale de l'usage de l'antimoine.

Dans le quatorzième siècle l'école de Paris

fut établie. La médecine ne fit alors que peu de progrès vers sa restauration. Mais lorsque Montpellier eut produit et formé Guy-de-Chauliac, ce médecin, supérieur à tous ses contemporains, fit faire un pas immense à la médecine dogmatique, vers son entier rétablissement.

Le même pays et le même temps eurent encore la gloire de voir publier l'ouvrage de Velasco de Tarente, unique dans son genre, depuis la renaissance des lettres.

En même temps que la France produisait ces hommes supérieurs, Savouarola et Benedetti en Italie, Glanville et Gilbert, en Angleterre, faisaient revivre les auteurs grecs.

Théodore Gaza jouissait d'une réputation méritée, lorsque les Allemands inventèrent l'imprimerie ; il fut dès-lors facile de prévoir les progrès que toutes les sciences, en général, étaient destinées à faire.

Cependant, vers le quinzième siècle, la médecine clinique était tombée dans un tel degré d'avilissement, qu'elle semblait plus oubliée que dans le temps de la décadence de l'empire romain.

François premier, par sa protection, ranima le feu sacré. Gunthier d'Audernac, Gorris, Jacot, Houllier, Moreau, Foës, Fernel, Baillou, Duret, etc., sont des noms de cette époque, qui se lient naturellement à celui d'Hippocrate, puisqu'ils rendirent à sa médecine tout son lustre et toute sa prééminence.

La chirurgie sortit, à la même époque, de sa longue enfance ; la France venait de donner le jour à Ambroise Paré. (*Vid.* plus bas, note 28).

Mais, par une alternative de succès et de revers que ce qui précède a déjà rendue sensible, et qui ne devait point encore cesser, à peine la médecine dogmatique éprouvait-elle l'heureuse révolution que nous venons de signaler, qu'elle fut en butte à une nouvelle persécution.

Botal, médecin italien, qui abusait de la saignée, introduisit dans l'art, pour justifier cette pratique, les raisonnemens les plus dangereux. D'un autre côté Duchesne et Quercetan, en transportant dans la médecine les rêves de l'alchimie, devenaient la cause de ces erreurs et de ces divagations funestes, ainsi que de ces recherches puériles, qui ont ralenti si long-temps la science, et déshonoré la pratique à cette époque.

Cependant, l'école de Montpellier eut la force de se conserver pure au sein de la contagion de tant de faux systèmes. Champier,

Rondelet, Gaspard Baulieu, Rabelais, etc.,
sortis de son sein, pratiquaient et enseignaient
la vraie médecine, et l'Italie produisait en
même temps des hommes célèbres, élevés
dans les bons principes, tels que Vésale,
Fallope, etc.

Mercurialis et Prosper Alpin prêtèrent
l'appui de leur plume éloquente à la doctrine
d'Hippocrate.

Mais la Suisse enfanta bientôt un de ces
génies bouillans et dangereux, qui sont destinés à obscurcir momentanément la vérité,
ce fut Paracelse. Ce novateur enthousiaste
mourut heureusement dans un âge peu avancé,
en débitant des exagérations dont le ridicule
est partagé par sa doctrine.

Vanhelmont qui vint sur la fin du seizième
siècle, quoique moins erroné que le précé-
dent, fit pourtant encore un tort immense à la
vraie médecine par ses écrits.

Un heureux hasard voulut que, dans ce
temps, un homme consentît à sacrifier sa fortune et celle des siens, pour donner une édi-
tion magnifique des œuvres d'Hippocrate. Ce
fut Chartier, médecin de Montpellier ; il parvint ainsi à faire mieux connaître la doctrine
du vieillard de Cos, et la postérité lui doit au
moins un souvenir de reconnaissance, pour

prix des sacrifices qu'il a faits et des services qu'il a rendus.

A partir de ce moment, Jean du Laurens, Lazard Rivière, Citois, Sanchès, Venel Drelincourt etc., répandirent dans toute l'Europe le goût de la médecine clinique.

La découverte de la circulation qui fut faite dans le même temps par Hervey, malgré les avantages qu'elle devait procurer un jour, produisit d'abord un effet dangereux; et les chimères de la transfusion détournèrent un instant les yeux des médecins de la vraie route de l'observation.

Enfin, après tant de traverses, la médecine clinique obtint encore une fois le triomphe qu'elle méritait. Marchetis, Zacutus Lusitanus, Roderic de Castro, Manget, Vanderlinden, Sennert, Gaspard Hoffmann, le préparèrent, jusqu'à ce que Stahl l'eût environné de tout l'éclat dont il était susceptible.

Ce fut l'Angleterre qui eut la gloire de produire l'homme qui s'est le plus rapproché du médecin de Cos, dans les temps modernes. Aussi, la postérité lui a-t-elle unanimement accordé le titre de *second Hippocrate*, parce qu'il fut, en effet, son plus zélé sectateur et son plus digne émule; j'ai nommé *Sydenham*. Après lui, il semble que l'on eût dû s'attendre à voir les médecins embrasser la médecine qu'il avait professée, avec cette ardeur et cette bonne foi que produit la conviction, née de l'évidence. Et, cependant, la chimie de ce temps fit bientôt une nouvelle irruption dans le domaine de l'art, et l'on en sentit pendant plusieurs années la funeste influence.

Le chancelier Bacon et Boyle, en donnant aux esprits une tendance directe vers le vrai, durent nécessairement disposer les médecins à se tourner totalement du côté d'Hippocrate.

Louis XIV était sur le trône, et la médecine ne pouvait rester tout-à-fait étrangère à la gloire de son règne. Cependant, par une fatalité qui semble s'attacher de préférence à notre art et dont nous avons déjà vu tant d'exemples, Vieussens et Chirac égarèrent de nouveau les esprits par des théories brillantes mais trompeuses.

Heureusement que l'on eut, pour détruire l'action pernicieuse des préceptes qu'ils avaient donnés, les leçons et les exemples de Guy, de Geoffroy, et de Tournefort, en France ; ceux de Méad, de Freind, de Baglivi, de Valsalvas, de Santorius, de Kampfer, etc., dans les autres contrées de l'Europe.

Frédéric Hoffman, Bartholin, Bontius, etc.,

entretenaient cette heureuse harmonie, quand Boerhaave parut dans cette université de Leyde, déjà illustrée par Ruisch, le savant et ingénieu x anatomiste. Ce génie immense eut l'idée de coordonner toute la médecine ancienne et moderne, d'après la méthode d'Hippocrate, et la force d'élever ce monument colossal. Il est à regretter seulement que ses théories sur quelques généralités offrent des taches indélébiles. Cependant, malgré ces imperfections, on ne peut nier que c'est par ses travaux, suivant l'expression de Mahon, *que le dix-huitième siècle a vu la médecine clinique jouir de tous ses droits.*

Nous ne dépasserons pas cette époque, par plusieurs raisons. Ce que nous avons dit ne suffit-il pas pour prouver que la médecine dogmatique est la seule vraie et la seule bonne? N'est-il pas évident que tous ceux qui s'en sont écartés pour se jeter dans le vague des systèmes, se sont infailliblement perdus, et qu'au contraire, ceux qui ont reproduit ses préceptes et pratiqué ses principes, ont toujours fait faire à l'art de nouveaux progrès?

Qui pourrait s'empêcher de remarquer, d'ailleurs, que ce sont précisément les hommes les plus étonnans par leur génie, et les plus recommandables par leurs talens et leurs qua-

lités personnelles, qui ont embrassé la doctrine dogmatique, et cette considération, qui
n'est jamais à dédaigner, doit être surtout d'un
grand poids, auprès de l'amour-propre de plusieurs de nos contemporains, qui craignent si
fort de s'abaisser en imitant, qu'ils veulent
faire croire qu'ils ont inventé du neuf.

Devons-nous craindre, d'après cela, que la
médecine clinique soit un jour éclipsée par les
systèmes qu'on s'empresse de jeter sur son
passage ? Non ; le tableau rapide et vrai, quoique
incomplet, que nous venons de retracer des
vicissitudes auxquelles elle a été en butte,
devrait suffire pour nous rassurer.

La médecine clinique est éternelle,
comme tout ce qui est vrai ; le feu sacré n'est
pas encore éteint. Confié aux soins et à la vénération des sectateurs d'Hippocrate, qui sont
encore en plus grand nombre qu'on ne le
pense, il restera intact et inviolable dans cet
asile, comme la vertu, au milieu d'un siècle
pervers, dans le cœur d'un homme de bien.

N° 21. (*Ibidem*, page 33.) Nier que l'anatomie soit utile au médecin, c'est nier l'évidence.

Il serait absurde de soutenir que la connaissance de l'anatomie est inutile au médecin ;

cela est évident aujourd'hui Mais il ne serait pas moins ridicule de vouloir établir sur la seule construction des parties un système médical. Ceux qui se livrent à ces sortes de recherches, surtout après certaines maladies, soit pour en rechercher les causes, soit seulement pour en constater les effets, savent trop eux-mêmes combien ils sont souvent embarrassés en semblable circonstance, et quelles lacunes il faudrait remplir pour avoir, non pas une base inébranlable, mais seulement l'apparence d'une base au système médical, pour ne pas convenir qu'il est impossible de réaliser un semblable projet.

Hippocrate, dont les talens et les succès ne sauraient être révoqués en doute, même par la plus insigne mauvaise foi, convenait bien de l'utilité de l'anatomie, mais seulement comme auxiliaire à l'étude de la médecine. Voyez-le, en effet, dans son livre intitulé : *De priscâ Medicinâ*, se moquer de ceux qui se croient grands médecins parce qu'ils sont habiles anatomistes. « Quelques médecins, dit-il, et quelques philosophes, disent qu'on ne peut pas entendre l'art de la médecine, si l'on ne connaît ce que c'est que l'homme, quelle est sa première formation, et la manière dont son corps est composé ? Tout ce que ces gens-là ont dit ou écrit touchant la nature, *me paraît moins appartenir à la médecine qu'à l'art de la peinture;* et je suis persuadé qu'on ne peut plus clairement connaître la nature que par le moyen de la médecine, comme tous ceux qui posséderont bien tout cet art s'en apercevront aisément. » (Trad. de Leclerc, *loco cit.*, liv. 3, chap. 3, p. 111.)

Je crois que ce passage n'a pas besoin de commentaires ; je me contenterai de dire que si je suis contraint, avec l'anatomiste, à admettre une *organisation insensible,* pour expliquer les phénomènes de la vie, et encore d'une manière qui ne satisfait entièrement ni mon esprit ni mon cœur, je ne vois pas pourquoi je refuserais d'admettre, avec Hippocrate, un *principe immatériel,* qui n'est pas plus extraordinaire que l'organisation insensible, et qui explique mieux les phénomènes que je suis à même d'observer.

N° 22. (*Ibid.* page 49.) Il est difficile pour tout autre que le médecin, etc.

L'effroi que l'on éprouve généralement en voyant quelqu'un qui nous intéresse, atteint seulement d'une indisposition légère, prouve assez combien le vulgaire est peu à même de juger de la gravité absolue de telle ou telle affection ; mais c'est surtout le médecin praticien qui peut apprécier la difficulté de cet art. Il faudrait donc qu'il fût ou bien ignorant ou bien injuste pour ne pas admirer dans Hippocrate toutes les qualités qui décorent le vrai médecin , puisqu'il est incontestable qu'il excella dans la science du pronostic.

N° 23. (*Ibid.* page 50.) Regardons bien ce qu'il va faire ; retenons bien surtout ce qu'il va dire.

Cette manière d'exposer quelques-uns des pronostics d'Hippocrate, en les lui faisant prononcer à lui-même, m'a paru la plus oratoire.

Si tous ceux qui s'amusent à combattre sa doctrine, sans l'avoir approfondie, voulaient seulement se donner la peine de vérifier, au lit des malades, la plupart de ses apophtegmes pratiques, ils seraient bientôt convaincus qu'ils sont le fruit de l'observation la mieux dirigée. En effet, on touche au doigt, pour ainsi dire, l'exactitude de ces préceptes sur chaque malade et à chaque instant : on rencontre sans doute des exceptions ; car quelle est la règle qui n'en a pas? Mais on peut dire en général que les pronostics recueillis par Hippocrate auprès de ses malades, se trouvent confirmés par les nôtres. S'il en est ainsi, peut-on, sans aveuglement ou sans obstination, lutter plus long-temps contre une doctrine qui donne de semblables garanties?

N° 24. (*Ibid.* page 58.) Il ne connaissait pas de remèdes exclusifs dans tous les temps et dans toutes les circonstances.

C'est en cela que consiste la différence entre le vrai médecin et le charlatan. Avant Hippocrate, les empiriques appliquaient aveuglément aux mêmes maux les mêmes remèdes. Hippocrate, en transportant le flambeau du raisonnement dans la médecine, simplifia tout-à-coup la thérapeutique, parce qu'il la réduisit à des indications positives. Aussi, malgré la pauvreté de la matière médicale à cette époque reculée, il trouvait toujours moyen de la remplir d'une manière satisfaisante.

Écoutons parler Barker, dans son excellent traité que nous avons cité plus haut, et l'on verra qu'il est de notre avis; or, personne mieux que lui n'a su apprécier Hippocrate et sa doctrine. (*Voy.* Barker, loc. cit. pages 72 et suivantes.)

« Il y a beaucoup de médecins de nom, a dit Hippocrate (lex), il y en a peu de véritables; cela ne nous surprendra nullement, si nous considérons combien de conditions sont requises pour faire un véritable médecin ! car, pour tracer au simple crayon son portrait, nous pouvons assurer qu'un homme, pour être bon médecin, doit non-seulement connaître parfaitement l'état du corps humain dans la santé et les qualités des médicamens, mais il faut aussi qu'il sache parfaitement l'histoire et les progrès des maladies, avant qu'il puisse, sans danger, s'appliquer à la pratique de son art. Ce n'est donc ni une connaissance des maladies en gros, comme celle des empiriques, ni la possession d'un grand nombre de recettes, quelque bonnes qu'elles puissent être ; ce n'est ni cette science qu'on appelle philosophie, ni la capacité de raisonner sur le mécanisme des causes des maladies ; enfin, ce n'est point la lecture de quelques nouveaux systèmes de médecine, qui donnent à un homme la qualité de bon médecin. Mais pour en faire le portrait en peu de mots, nous pouvons dire qu'un vrai médecin est un homme qui connaît parfaitement les pouvoirs respectifs de l'art et de la nature, et qui sait quand il doit faire usage de son art ou s'en abstenir ; que c'est un homme qui ne tire ses preuves, et ses indications, ni d'aucun système de fantaisie, ni de quelques causes imaginaires des maladies, mais de la nature seule ; que c'est celui qui ne prétend pas guérir tous les maux aigus, par une seule espèce d'évacuation, comme les Helmontiens prétendaient le faire par des sueurs non plus que par un usage confus et indifférent de toutes sortes d'évacuans, comme la saignée, la purgation, la sueur, les vésicatoires, etc., sans aucune méthode, sans règle ni conduite, mais qui les emploie en différens temps et en différentes occasions, suivant que la nature lui en indique le besoin. Enfin, un vrai médecin est celui qui, dans la cure des fièvres, ne se repose point sur les spécifiques et les alexipharmaques pour corriger quelque vice supposé dans le sang, pour apaiser l'*archée* furieuse, ou pour faire sortir du corps la malignité d'un venin imaginaire, mais qui prend *la nature* pour guide en toutes choses, et qui emploie toute son étude à diriger, réprimer ou aider ses efforts, et à avancer la *coction* et l'expulsion de la matière fébrile par la voie que la nature indique.

N° 25. (*Ibid*. page 60.) Le premier, le plus puissant de tous, à ses yeux, était la diète.

Il n'est aucun médecin qui ne sache jusqu'à quel point l'abstinence de la nourriture ou son emploi bien ménagé dans les maladies aiguës, sont avantageux. Hippocrate ne dut qu'à lui-même la découverte de ce précieux moyen; avant lui l'on n'avait aucune notion bien positive sur l'art de régler le régime; il n'eut pas plutôt démontré l'existence du principe médicateur, qu'il jugea que, puisqu'il était chargé d'amener la solution de la maladie, il fallait bien se garder de l'interrompre durant le cours d'un travail aussi important. Un grand nombre d'affections reconnaissent pour cause les alimens ingérés dans l'estomac, soit en trop grande quantité, soit en mauvaise qualité. Il serait donc dangereux, lorsque la maladie est déclarée, de surcharger encore l'organe par des matières qui feraient une fâcheuse diversion. La pratique a confirmé ce raisonnement; la diète, dans les maladies aiguës, employée souvent comme le seul remède, a produit, entre les mains d'Hippocrate, des effets merveilleux. De pareils succès ont eu lieu parmi nous; il serait donc injuste, après avoir éprouvé les avantages de cette pratique, de reprocher à Hippocrate l'espèce d'enthousiasme avec lequel il proclame que personne avant lui n'avait eu la même idée. On a vu qu'il ne travaillait que pour la gloire; ce bienfait la lui assurait. Pouvait-il en parler avec indifférence? Il n'y a que la fausse modestie qui mérite d'être blâmée, comme l'excès véritable de l'amour-propre.

N° 26. (*Ibid.* page 61.) Aussi fut-elle l'origine de cette séparation de l'art de guérir en trois branches, qui ne tarda pas à avoir lieu, etc.

Cette séparation se fit du temps d'Érasistrate et d'Hérophile, environ un siècle après Hippocrate. (*Voy*. Hist. de la Médec., par Leclerc, 2me part., liv. 1er, chap. 9.)

N° 27. (*Ibid.* page 64.) C'était à notre siècle, c'était à notre patrie, etc.

Nous avons reconnu que la chirurgie était la première branche de l'art qui fut pratiquée dans la Grèce. Nous avons prouvé qu'Hippocrate n'avait pas porté cette partie de la médecine à la même hauteur que celle qui s'occupe des maladies internes. Jusqu'à Ambroise Paré, la chirurgie demeura, pour ainsi dire, dans la même enfance que la médecine jusqu'à Hippocrate. Quand cet illustre chirurgien parut, une révolution complète s'opéra dans la science chirurgicale ; il fut vraiment le créateur de l'art ; et si l'on voulait, comme cela est possible, établir entre Hippocrate et lui les rapprochemens que fournissent sa bonne foi, son zèle, sa sagacité et ses succès, on pourrait surnommer Ambroise Paré *le père de la chirurgie*, comme Hippocrate est celui de la médecine.

Depuis cet homme célèbre, l'art a suivi dans notre patrie, grâce aux efforts d'une foule d'hommes distingués par leurs connaissances et leur adresse, la glorieuse carrière que Paré avait ouverte, et la France a su joindre au mérite d'avoir fait ces découvertes, le mérite peut-être plus rare encore de les avoir perfectionnées. Je ne puis m'empêcher de rappeler ici que le professeur Fages, de la faculté de Montpellier, employa les ressources immenses de la plus judicieuse érudition, et de l'éloquence la plus naturelle et la plus convaincante en même temps, pour revendiquer, en faveur de notre patrie, une foule de belles et d'utiles découvertes en chirurgie. Une jeunesse nombreuse se plaisait à lui témoigner, par son assiduité et par ses sincères acclamations, la reconnaissance qu'elle lui devait; la mort vient de le frapper au milieu de sa carrière, mais le souvenir des services qu'il leur a rendus vivra toujours dans leur souvenir.

Cependant il serait inexact de nier que les chirurgiens étrangers aient rendu des services éminens à cet art, et l'on ne saurait oublier qu'un peuple rival a donné la naissance à J. Hunter et à Percival Poot ; il suffit de prononcer ces deux noms pour prouver que la chirurgie a été portée, dans ces contrées, à un très-haut degré.

C'est surtout dans le dix-huitième siècle que la chirurgie a fait en France des progrès presque incroyables. Les Louis, les Ledran, les Petit, les Desault, etc., se sont succédés sans interruption, et cette suite de savans nous offre une série non interrompue de triomphes obtenus au profit de l'humanité et de la gloire nationale.

Parvenu à un si haut point de splendeur, l'art n'a pas dégénéré chez nous ; les progrès actuels nous donnent l'espoir de le voir arriver à la perfection. Chaque jour, en effet, nous voyons les opérations les plus hardies et les plus ingénieuses illustrer le talent et le savoir de ceux qui les conçoivent, l'adresse et la fermeté de ceux qui les exécutent. Si je ne craignais de blesser leur modestie, je pourrais citer ici une longue liste de chirurgiens qui, dans la capitale et dans les provinces, exercent leur art avec un succès dont le bruit s'étend dans toute l'Europe, et dont l'éclat rejaillit nécessairement sur la France. Je ne crains donc pas d'être démenti par les savans en disant que le siècle actuel est le siècle de la chirurgie , et en avançant que la France en est la mère-patrie.

N° 29. (*Ibid*. page 65.) J'ai peut-être négligé de vous faire sentir quelques-unes des beautés que j'avais à vous peindre.

Cette crainte est bien légitime, car je puis n'avoir pas saisi toute l'étendue du mérite du grand homme que j'ai célébré. Je prie le lecteur de penser que je n'entends parler ici que de l'essence même du génie d'Hippocrate ; quant aux faits en particulier, mes omissions ont été volontaires, je le répète, et je crois que le panégyriste, ainsi que le poëte, peut trouver un précepte , qu'il ne doit jamais oublier, dans ces vers de Boileau , tant de fois cités :

Loin, ces rimeurs craintifs, dont l'esprit flegmatique,
Garde , dans ses fureurs , un ordre didactique ;
Qui, chantant d'un héros les progrès éclatans,
Maigres historiens, suivront l'ordre des temps.
Ils n'osent un moment perdre un sujet de vue ;
Pour prendre Dôle il faut que Lille soit rendue ,
Et que leur vers exact, ainsi que Mézeray ,
Ait déjà fait tomber les remparts de Courtray.
Apollon , de son feu , leur fut toujours avare.

Boil. Art. poët. , ch. 2 , vers 73 et suiv.

N° 29. (2me partie, page. 68.) Peut-on rien concevoir de mieux imaginé qu'une semblable méthode d'enseignement?

Dans les sciences d'observations, on ne saurait trop tôt mettre l'élève en présence de l'objet qui doit être la matière de ses travaux. Il faut qu'il soit familiarisé de bonne heure avec les malades pour bien juger les maladies. L'institution clinique est donc, sous ce rapport, un des établissemens les plus avantageux que l'on pût imaginer; mais je crois qu'elle serait encore susceptible, dans les facultés, d'améliorations qui en rendraient les fruits plus avantageux pour les élèves et pour les malades mêmes. L'instruction clinique est indispensable au médecin qui se destine à la pratique; c'est même une garantie que l'on doit exiger de lui avant de lui confier le droit d'exercer son art sans surveillance. Il serait donc utile de mettre chaque élève hors d'état de se soustraire aux obligations qu'impose cette étude, qui exige de l'intelligence et surtout de l'assiduité. Ce n'est pas ici le lieu de développer ces idées; cet objet mérite, à tous égards, de fixer les méditations de l'homme de l'art. Publier un travail bien réfléchi sur cette matière, serait un vrai service rendu à la science. Nous avons la certitude qu'un homme distingué par ses talens s'en occupe depuis quelque temps; nous désirons vivement qu'il publie bientôt le résultat de ses recherches et de ses réflexions.

N. 30. (*Ibidem*, page 73.) Attentif à tout ce qui se passait devant ses yeux, etc.

Le médecin ne doit rien négliger de ce qu'il entend ni de ce qu'il voit, car les coutumes les plus simples peuvent lui devenir quelquefois, dans l'application, d'une grande utilité. Hippocrate, dans ses nombreux voyages, avec le génie observateur qu'il possédait si éminemment, dut faire de nombreuses remarques, qu'il appliquait ensuite, dans certains cas, avec une sagacité qui lui est particulière. C'est ainsi que, suivant les auteurs, il avait pris des Egyptiens l'usage de faire de grands feux dans les rues et d'y brûler des substances aromatiques, afin de purifier l'air, et c'est le moyen qu'il employa surtout avec succès, dans la peste d'Athènes. Au surplus, en lisant ses ouvrages, on peut se convaincre qu'il ne s'attribuait point l'invention de ces usages, quelque utiles qu'ils fussent d'ailleurs, puisqu'il prend soin d'indiquer lui-même où il les a puisés; le mérite qui lui reste de l'application est bien suffisant.

Nº 31. (*Ibidem*, page 75.) Son style répond à ces mêmes idées; la concision en fait le principal mérite.

Hippocrate est de tous les anciens celui qui a dit le plus de choses en moins de mots. Il marcha directement à son but, mais il dit ce qu'il faut dire, parce que, du premier coup-d'œil, il a vu ce qui est essentiel. L'habitude qu'il avait prise de résumer un grand nombre de faits, pour en extraire un principe clair et simple, lui fit contracter l'habitude de représenter cette même idée, dans le langage, avec la même simplicité que dans sa conception, et l'on peut dire que les *aphorismes* sont, dans ce genre, un chef-d'œuvre qui n'a point eu de modèle ni de copie.

Les hommes de tous les temps lui ont rendu justice sur ce point. Ce recueil de sentences est le recueil des pensées de la nature, si je puis m'exprimer ainsi, et il doit être le compagnon inséparable du médecin. Il contient, en effet, toute la pratique résumée en principes généraux, et l'homme de l'art, qui en est pénétré, dans des circonstances embarrassantes, trouve dans ce recueil des conseils précieux, et très-souvent, une solution claire et précise du problème qu'il cherche à résoudre.

Je crois que le plus sûr moyen d'entretenir l'amour et le culte de la médecine hippocratique parmi les élèves, serait de leur faire apprendre par cœur ces aphorismes. Quand ils commenceraient à suivre une clinique, sous un professeur qui aurait soin de faire l'application des préceptes d'Hippocrate à chaque malade, ils seraient tellement pénétrés, en peu de séances, de la vérité et des avantages de cette doctrine, qu'ils craindraient désormais d'abandonner ce guide salutaire, comme l'enfant, qui commence à marcher, craint de quitter la main protectrice qui l'a préservé des faux pas et des chutes.

N° 32. (*Ibidem*, page 75.) Cela vient du dialecte dans lequel il a écrit, et surtout des altérations que ses œuvres ont eu à souffrir.

Hippocrate étant de Cos, devait écrire dans le dialecte dorique, et cependant, quelques auteurs prétendent qu'il écrivit en ionique. Gallien, de son côté, soutient que son langage tient de celui des Athéniens, et qu'il a écrit en vieil attique.

Tout ce que cela prouve, c'est qu'il était arrivé des changemens considérables dans le langage, entre le temps où vint Hippocrate, et celui où ont paru ses glossateurs; car quelques-uns d'entre eux, venus peu d'années après le médecin de Cos, avaient déjà bien de la peine à le comprendre; il n'est donc pas bien surprenant qu'il renferme quelques passages obscurs. (Vid. Erot. loc. cit.)

Les transcriptions successives que ses œuvres ont souffertes, ont sans doute aussi permis à des erreurs de se glisser dans le texte; cela était inévitable. Il est impossible, en second lieu, de douter que ses œuvres n'aient été altérées d'une autre manière; c'est-à-dire que l'on a inséré parmi ses ouvrages quelques livres qui ne sont pas de lui.

Voici la liste de tous ceux qui sont mis sur son compte :

Des prognostics, des humeurs, des prédictions, de la nature de l'homme, des airs, deseaux et des lieux, des alimens, du régime dans les maladies aiguës, des lieux dans l'homme, du laboratoire du chirurgien, des fractures, des articles, le mochlique, des plaies de tête, des épidémies, aphorismes.

Les suivans ont souffert quelques altérations, quelques-uns même passent pour tout-à-fait apocryphes.

Le serment, la règle de l'art, de l'ancienne

médecine, du médecin, de la décence, les avis, des crises, des jours critiques, prédictions, coaques de la génération, de la nature de l'enfant, des chairs, de la grossesse de sept mois, de celle de huit mois, de la superfétation, de la dentition, du cœur, des glandes, de la nature des os, des vents, de la maladie sacrée, de la diète salubre, du régime, des songes, de l'usage des liquides, des maladies, des affections, des affections internes, des affections des filles, de la nature de la femme, des maladies des femmes, des femmes stériles, de la vue, des fistules, des plaies, des hémorroïdes, de l'extraction du fœtus, de la dissection du corps.

Nᵒ 33. (*Ibid*. page 82.) La médecine est le plus noble de tous les arts.

L'opinion qu'Hippocrate se formait de la médecine s'explique facilement par les travaux qu'il entreprit, par les difficultés qu'il eut à vaincre, par les succès qu'il obtint, et les témoignages de gratitude qu'il mérita. Nulle profession n'a cependant été plus en butte aux sarcasmes des auteurs comiques, et même aux plaisanteries du vulgaire, que l'art de guérir. Mais il faut faire attention que tout cela s'adresse aux médecins et nullement à la médecine. Les ridicules des savans ne font aucun tort aux sciences. Lorsque Molière frondait les travers de son siècle, ceux des médecins, leur langage ridicule, leur coiffure bizarre, leurs discussions puériles, hors de la vraie médecine, furent les seules causes qui engagèrent cet auteur à faire rire le public à leurs dépens. Faut-il lui en faire un crime? Non sans doute ; on ne saurait empêcher les hommes de rire de ce qui est risible. Ce serait d'ailleurs bien mal juger du caractère de cet auteur philosophe, que de croire qu'il a voulu attaquer ce qui méritait son respect et son admiration. Molière n'a pas plus fait de tort à la médecine, en riant aux dépens des médecins ridicules, qu'il n'en a fait à la religion en démasquant les faux dévots.

N° 35. (*Ibid.* page 88.) Mais les vœux du grand homme sont comblés !

Hippocrate fit rejaillir sur sa famille les honneurs qu'il reçut. Il eut en effet le bonheur de voir les Athéniens décerner une couronne d'or à son fils Thessalus, qu'il avait envoyé en Sicile avec l'armée qu'y conduisit Alcibiade ; et cependant l'expédition n'avait pas réussi. Thessalus fut absent pendant trois ans ; son père voulant l'instruire à montrer ce désintéressement dont il avait donné tant de fois lui-même des preuves, exigea qu'il fît la campagne à ses frais.

N° 35. (*Ibid.*, pag. 89.) Cette vertu qui est l'idole des grands cœurs, l'amour de la patrie !

Il y a deux patries pour le bon citoyen, d'abord la ville dans laquelle il est né, ensuite le pays où se trouve située cette ville. J'ai considéré Hippocrate développant ses sentimens patriotiques en faveur de la Grèce, mais il n'aimait pas moins Cos, son pays natal. Le trait suivant, que je n'ai pu placer dans le cours de son éloge, le prouve, en même temps qu'il fournit une nouvelle marque de la vénération qu'il inspirait.

Les Athéniens avaient formé le projet de porter la guerre dans l'île de Cos. Le premier mouvement d'Hippocrate, à cette nouvelle, est d'aller chercher des secours à sa patrie. Il vole donc en Thessalie et dans les autres contrées environnantes : rien n'étai. impossible à son zèle soutenu par son éloquence, aussi fit-il entrer dans une alliance offensive et défensive avec les habitans de Cos, ceux qui vivaient dans la Thessalie, la Macédoine et le Péloponèse. Mais il avait trop appris qu'il vaut mieux prévenir les maux que de les supporter avec courage, ni même de les vaincre. Préparé à la guerre, il fit tous ses efforts pour maintenir la paix ; il envoya donc son fils Thessalus à Athènes pour conjurer la tempête. Les précautions qu'il avait prises justifièrent bientôt sa prudence. La crainte et la reconnaissance se réunirent dans le cœur des Athéniens pour faire triompher Thessalus, qui leur fit entendre que : *La trop grande puissance est la plus grande ennemie des villes et des États, et qu'elle les mine enfin, parce qu'elle ne reconnaît presque jamais ni mesure ni règle.*

Quelle idée doit-on se faire d'un homme qui est le créateur d'une science immense, et qui prouve, en même temps, qu'il a tous les talens de l'homme d'État ? Comment ne pas le ranger parmi les premiers de l'antiquité, quand on le voit entreprendre toutes ses actions par l'inspiration de la vertu la plus rare, et se montrer à la fois le plus célèbre des médecins et le meilleur citoyen de la Grèce ?

N° 36. (*Ibid.*, p. 90.) O ma patrie ! tu devais prouver que tu sentais un si noble exemple !

Ai-je besoin de dire que cela s'applique à tous les médecins qui se transportèrent à Barcelonne, lors de la dernière épidémie ?

N° 37. (*Ibid.*, p. 90.) Résolu de résister à la double séduction des présens et des prières, etc.

J'aurais pu ajouter, à la crainte des menaces, si un caractère tel que celui d'Hippocrate eût été capable d'y céder. Il est cependant certain qu'on lui en fit. Suidas rapporte que lorsqu'Artaxerce reçut, de ses ambassadeurs, la réponse du médecin, irrité de se voir trompé dans son attente, et honteux de s'être abaissé inutilement jusqu'à des prières, il envoya des ambassadeurs à Cos, avec cette lettre :

Le grand roi au peuple de Cos.

« Remettez incessamment entre les mains de mes ambassadeurs l'insolent Hippocrate, qui a mal parlé de moi et des Perses, ou préparez-vous à être punis ; car j'irai ravager votre île, et je la dissiperai et l'abîmerai de manière que la postérité demandera où elle aura été ! »

Si les habitans de Cos eussent été capables d'obéir à cette injonction, ils eussent été indignes d'être les compatriotes d'Hippocrate. Ils firent donc répondre au roi : *Qu'ils ne feraient rien d'indigne d'Hercule et d'Esculape, quand même ils devraient périr tous misérablement ; qu'au surplus, ils imitaient leurs pères qui avaient refusé à Darius la terre et l'eau ; qu'Artaxerce n'était pas plus immortel qu'eux, et que les dieux ne manqueraient pas de venir à leur secours !*

Quelques personnes se seront, sans doute, aperçues qu'en dépeignant le désintéressement d'Hippocrate, j'ai décrit, pour ainsi dire, le tableau dans lequel M. Girodet-Trioson a représenté ce beau trait. J'avouerai que, cherchant des inspirations dignes de mon sujet, je me suis arrêté devant le chef-d'œuvre du peintre francais ; j'ai été présent à l'action, j'ai vu les ambassadeurs, les présens, Hippocrate entouré de ses disciples, et prononçant son noble refus, tout mon cœur s'est ému à ce spectacle ! mais, quand l'illusion a cessé et que je me suis convaincu que ce n'était qu'un tableau qui était sous mes yeux, j'ai cru pouvoir faire partager à mes lecteurs l'impression que j'avais éprouvée moi-même, en leur décrivant l'objet qui l'avait causée. Personne, en effet, ne sent mieux la grandeur d'une belle action que l'artiste qui la représente ! (Le tableau est à la Faculté de Paris.)

N° 38. (*Ibid.*, page 91.) Je promets, etc.

J'ai transcrit le serment tel qu'il est prononcé à la faculté de Montpellier. Leclerc, dans son Histoire de la médecine, 1re partie, liv. 3, ch. 32 , en donne la substance presque littéralement d'après le texte grec, ainsi qu'il suit :

« Un médecin sera obligé de regarder comme

son propre père celui qui lui aura enseigné la médecine ; il lui fera part de tout ce qui sera en son pouvoir par rapport aux choses nécessaires à la vie ; il regardera aussi les enfans de cet homme-là comme ses frères, et il leur enseignera à son tour la même profession, s'ils ont dessein de l'apprendre, sans en exiger de salaire ; il leur communiquera tout ce qu'il saura comme à son propre enfant, et il en usera de même à l'égard de tous ceux qui voudront s'engager par le présent serment, mais non pas à l'égard des autres ; il ordonnera à ses malades le régime de vivre qu'il jugera le plus convenable, et il empêchera de tout son pouvoir qu'on leur nuise ; il ne se laissera jamais persuader de donner à personne aucune drogue mortelle ou du poison, ni ne conseillera à un autre de le faire ; et pareillement il ne donnera à aucune femme des remèdes pour la faire avorter. Il exercera son art en homme de bien ; ne taillera point ceux qui ont la pierre dans la vessie, mais laissera faire cela aux personnes qui se destinent en particulier à cette opération. Dans les maisons où il entrera, ce sera uniquement à dessein de travailler au bien des malades ; il se conduira en sorte que l'on n'ait jamais aucune matière de soupçon contre lui, ou que l'on puisse l'accuser d'avoir fait le moindre tort ou la moindre injure à qui que ce soit ; particulièrement d'avoir abusé de quelque femme, ou fille, ou jeune homme, soit libre, soit esclave. Enfin qu'il observera de tenir secret ce qu'il aura vu ou entendu, soit en faisant médecine, soit autrement, lorsqu'il jugera que c'est une chose qui ne doit pas être publiée. »

La conclusion est :

« Qu'il souhaite que toute sorte de bonheur lui arrive dans l'exercice de sa profession, s'il tient religieusement son serment, et le contraire s'il se parjure. »

N° 39. (*Ibidem*, page 92.) Couronné par cette inscription, etc.

On a gravé dans la salle des actes, à la faculté de Montpellier, au-dessus d'un buste antique du père de la médecine, ces mots :

Olim Coüs, même Monspeliensis Hippocrates !

Cette école eut peut-être le droit, à une certaine époque, de prendre cette pompeuse inscription, puisque nous avons vu qu'elle avait conservé intact le dépôt sacré de la médecine hippocratique.

FIN DES NOTES.

INDEX

DES AUTEURS ET DES OUVRAGES CITÉS DANS CE LIVRE.

Anciens.

Aristotelis opera omnia, gr. et lat. Parisiis, 1629. 2 vol. in-fol.

Auli Gellii Noctes atticæ, cum notis variorum. Lugd. 1670. in-8.

Æschyli tragediæ, gr. Venitiis. 1552. in-8.

Æliani de naturâ animalium, etc., Londini. 1744. 2 vol. in-4.

Æliani varia hist. gr. et lat. Lugd., Bat. 1721. 2 vol. in-4.

Clementis Alexandrini opera gr. et lat. Oxoniæ. 1715. 5 vol in-fol.

Callimachi hymni et epigrammata, gr. et lat. Ultrajecti. 1697. 2 vol. in-8.

Cornelius Celsus, de re medicâ, edit. de Vallart. Paris. 1772. 1 vol. in-12.

Ciceronis opera, édit. de d'Olivet. Paris, 1740. 9 vol. in-4.

Diogenis Laërtii vitæ illust. philos. gr. et lat. Amstelodami, 1692. 2 vol. in-4.

Diodori siculi Bibliotheca historica, gr. et lat. Hanovriæ, 1604. in-fol.

Galeni opera, Basileæ, 1538. 5 vol. in-fol.

Hippocratis opera, gr. et lat. cum notis **variorum**, edent. 7, Vanderlinden, Lugd. Bat. 1665. 2 vol. in-8.

Herodoti historiarum libri 9, gr. et lat. **Amstelodami**, 1763. in-fol.

Homeri opera, gr. et lat. edit. Barnesii, **Cantabrig.** 1711. 2 vol. in-4.

Heraclides Ponticus, de Politice, gr. et lat. **in thes.** antiq. græc. tom. 6.

Horatii Flacci opera, Paris, 2 vol. in-8.

Meursii bibliotheca græca et attica, in thes. antiq. græc. tom. 10.

Marmora oxoniensia, gr. et lat. Londini, 1723, in-f.

Plutarchi opera omnia, gr. et lat. edit. Rualdi. Paris, 1624. 2 vol. in-fol.

Platonis opera omnia, gr. et lat. edit. **Serrani.** 1578. 3 vol. in-fol.

Pausaniæ Græciæ Descriptio, gr. et lat. Leipsiæ, 1696. in-fol.

Philostratorum opera omnia, gr. et lat. edit. G. Olearii, Leipsiæ, 1709. in-fol.

Plinii Historia naturalis, Parisiis, 1723, 3 vol. in-fol.

Plinii Epistolæ, Amstelodami, 1734. in-4.

Sorani Vita Hippocratis, in operibus ejusdem, tom. II.

Suidæ Lexicon, gr. et lat. Cantabrigiæ, 1705, 3 vol. in-fol.

Strabonis Geogr. gr. et lat. edit. de Casaubon. Paris, 1620. 1 vol. in-fol.

Theophrasti Historia Plantarum, gr. et lat. Amstelodami, 1644. Un vol. in-fol.

Thucydidis opera, gr. et lat. Amstelodami, 1731. in-fol.

Virgilii Æneis. Paris, 1822. Un vol. in-8.

Xenophontis opera, gr. et lat. Paris, 1625. 1 vol. in-8.

Modernes.

Alibert, Nouveaux Élémens de Thérapeutique, 4ᵉ édit. Paris, 1817. 2 vol. in-8.

Aldebert, Coup-d'œil sur les Tempéramens. Thèse, Montpellier, 1818. Broch. in-4.

Barthélemi, Voyage du jeune Anacharsis, Paris, 1779, 7 vol. in-8.

Barthez, Mémoire sur le traitement méthodique des Fluxions, Montp. 1816. in-8.

Bichat, Anatomie générale. Paris, 1821.

Bichat, Anatomie descriptive, Paris, 1819. 5 vol. in-8.

Barker, Essai sur la conformité de la médecine des anciens et des modernes. Amsterdam, 1759. Un vol. in-8. Traduct. de Schomberg.

Boerhaave, de cognosc. et curand. morbis aphorism. Louvain, 1761. in-8.

Broussais, Examen de la doctrine médicale, Paris, 1821, 2 vol. in-8.

Barrier, Ma Profession de foi en médecine, Montp., 1820. Un vol. in-8.

Buffon, œuvres complètes, édit. de Lacépède. Paris. 1817.

Bossuet, œuvres complètes. Paris, in-8.

Cudworthi Systema intellectuale. Lugd. 1773. 2 vol. in-4.

Cabanis, Coup-d'œil sur les révolutions de la médecine, Paris, 1804. Un vol. in-8.

Chomel, Elémens de Pathologie générale. Paris, 1817, Un vol. in-8.

— Traité des Fièvres, Paris, 1822. Un vol. in-8.

Corneille, ses œuvres avec les comm. de Voltaire. Paris, 1767. 12 vol. in-8.

Daniel-le-Clerc, Histoire de la Médecine. La Haye, 1729. Un vol. in-4.

Dacier, traduct. des œuvres d'Hippocrate, Paris, 1697, 2 vol. in-12.

Delpech, Maladies réputées chirurgicales. Paris, 1816. 3 vol. in-8.

Des-Alleurs, Apnéologie méthodique, Montp., 1820. Un vol. in-8.

Fréret, Défense de la Chronologie. Paris, 1758. Un vol. in-4.

Fénélon, œuvres complètes, Paris, in-8.

Georget, de la Physiologie du système nerveux. Paris, 1822. 2 vol. in-8.

Julia-Fontenelle, Recherches historiques, chimiques et médicales sur l'air marécageux. Paris, un vol. in-8. 1823.

— Manuel de chimie médicale. Paris, 1824.

Lordat, Exposition de la doctrine médicale de Barthez. Paris, 1818. Un vol. in-8.

Mahon, Histoire de la médecine clinique. Paris, 1804. Un vol. in-8.

Mémoires de l'Académie des inscriptions et belles-lettres. Paris, 1717. 43 vol. in-4.

Richerand, Nosographie chirurgicale. Paris, 1821. 4 vol. in-8.

Rollin, Histoire romaine. Paris, 1738. 16 vol. in-8.

Racine, ses œuvres théâtrales. Paris, 1760. 3 vol. gr. in-4.

Royer, Élémens de médecine pratique. Louvain, an 8, 2 vol. in-8.

Schwilgué, Traité de matière médicale, édit. de Nysten. Paris, 1818. 2 vol. in-8.

Sabatier, Traité complet d'anatomie. Paris, 1791. 3 vol. in-8.

Stool, ratio medendi, etc., Paris, 1817. Un vol. in-8.

Sydenham, opera omnia, Genève. 2 vol. in-4.

Vie d'Hippocrate, à la tête de ses œuvres traduites sur l'édit. de Foës. Toulouse, 1801. 5 vol. in-8.

FIN.